Marcello Henrique Araujo Da Silva

Manuel théorique et pratique de notification des maladies et affections

Marcello Henrique Araujo Da Silva

Manuel théorique et pratique de notification des maladies et affections

1ère édition

ScienciaScripts

Imprint

Any brand names and product names mentioned in this book are subject to trademark, brand or patent protection and are trademarks or registered trademarks of their respective holders. The use of brand names, product names, common names, trade names, product descriptions etc. even without a particular marking in this work is in no way to be construed to mean that such names may be regarded as unrestricted in respect of trademark and brand protection legislation and could thus be used by anyone.

Cover image: www.ingimage.com

This book is a translation from the original published under ISBN 978-620-6-75934-8.

Publisher:
Sciencia Scripts
is a trademark of
Dodo Books Indian Ocean Ltd. and OmniScriptum S.R.L publishing group

120 High Road, East Finchley, London, N2 9ED, United Kingdom
Str. Armeneasca 28/1, office 1, Chisinau MD-2012, Republic of Moldova, Europe
Printed at: see last page
ISBN: 978-620-7-39943-7

Copyright © Marcello Henrique Araujo Da Silva
Copyright © 2024 Dodo Books Indian Ocean Ltd. and OmniScriptum S.R.L publishing group

Manuel théorique et pratique de notifications de travaux et d'activités

Dr. Marcello Henrique Araujo Da Silva Ph.D.

Gabriel Labre do Nascimento

Victor Gomes Masciel

2024

Éditeur

Marcello Henrique Araujo **Da Silva**

- Professeur en sciences, Programa de Pós-Graduação em Fisiopatologia e Ciências Cirúrgicas, Universidade do Estado do Rio de Janeiro (UERJ);
- Les produits pharmaceutiques formés par l'Université Unigranrio ont été renforcés par le Programme Universitaire pour Tous (ProUni) ;
- Pesquisador chefe de l'Instituto de Pesquisa Clínica e Patológica Da Silva (IDS).

Coéditeurs

Gabriel Labre do **Nascimento**

Professeur associé de l'Instituto de Pesquisa Clínica e Patológica Da Silva - IDS

Victor Gomes **Masciel**

Professeur associé de l'Instituto de Pesquisa Clínica e Patológica Da Silva - IDS

Mon nom est Marcello Henrique Araujo Da Silva, directeur de la physiothérapie et des sciences circulaires de l'Université de l'État de Rio de Janeiro (UERJ) et professeur de coordination de la formation professionnelle du niveau supérieur (CAPES). Farmacêutico, fui bolsista do Governo Federal no Programa Universidade para todos (ProUni).

Le livre *manuel théorique et pratique des notifications de faits et d'événements* est un livre qui décrit tous les points fondamentaux des notifications de santé au Brésil. Ce livre est venu à être publié en 2023, où il m'a inspiré à écrire sur ce thème pour les diverses erreurs/falhas de notifications de conséquences de faits et d'effets indésirables. Il y a également de nombreuses erreurs de notification qui ont été identifiées lors de la mise en œuvre de certains articles scientifiques de l'Institut de recherche clinique et patologique de la femme (IDS) sur le thème de la politique publique du monde. Ce manuel est un guide illustré à jour, pratique et théorique des principes de communication des activités et des activités du ministère de la Santé du Brésil. J'espère que vous aimerez le contenu et vous aiderez à ne pas développer votre rotina professionnel. Boa lecture.

Rio de Janeiro, le 11 décembre 2024

Marcello Henrique Araujo Da Silva

Approuvez notre contenu exclusif à l'Instituto Da Silva :

SUMARIO

Systèmes de notification en santé 5

Notification obligatoire 10

Le Système d'Information sur les Agravos de Notificação (SINAN) 15

Informations sur le santé (TABNET) 28

Système national de gestion des produits contrôlés (SNGPC) 33

VigiMed 56

E-SUS 63

Sous-notifications et fraudes dans le système 80

Références bibliographiques 84

Chapitre 1
Systèmes de notification en santé
Marcello Henrique Araujo Da Silva

Au Brésil, il y a certains systèmes de notification publique, ces systèmes sont extrêmement simples et efficaces pour délimiter la politique publique sur tout le territoire national. Mais avant d'avoir recours à ces systèmes de notification dans le monde, vous pourrez enregistrer certains enregistrements légaux qui sont fondamentaux et impressionnants pour le bon emploi du professionnel de la région de la santé.

Nous vous informons que dans de nombreux cas, nous avons visité les plates-formes du Ministère de la Santé du Brésil pour le contrôle des agences directes et indirectes, nous pouvons nous plaindre d'erreurs de notification d'une gravité ou d'un effet indésirable d'un médicament. Une autre question extrêmement préoccupante est les erreurs de notification qui se produisent au cours des situations endémiques d'une activité.

Quand nous parlons de systèmes d'information en santé, nous entendons précisément ce que prévoit la législation brésilienne sur ce thème. À mon avis, je n'avance pas dans la pratique sans comprendre la théorie, alors, avant de montrer les processus de notification, vous entendez précisément certaines lois importantes. Abaixo, vous allez rencontrer quelques lois que vous considérez fondamentales :

Loi fédérale n° 6.259 du 30 octobre 1975

« Dispõe sobre as organizações de Vigilância Epidemiológica, sobre o Programa Nacional de Imunizações, établir des normes relatives à la notification obligatoire des faits, et d'autres dispositions. C'est ce que vous avez décrit le programme de vaccination pour la première fois sur tout le territoire national et nous allons utiliser ce règlement dans le chapitre 7".

Portaria n° 3.947/GM/MS du 25 novembre 1998

« Dispõe sobre as organizações de Vigilância Epidemiológica, sobre o Programa Nacional de Imunizações, établir des normes relatives à la notification obligatoire des faits, et d'autres dispositions. »

Portaria n° 66, du 10 décembre 2004

« Établir les procédures et les responsabilités relatives à la divulgation technique-cientifique des données et informations de la Secrétaire de Vigilância en Saúde - SVS/MS. »

Ceci est pour vous certains trechos qui sont importants sur mon point de vue :

- Art. 8º (...) §1º Pour l'effet de cette norme, il n'inclut pas les « données du domaine public » comme bases de données nominatives, avec l'identification du notifié, des systèmes d'information gérés par le SVS.

- Art. 9º La libération des comptes nominaux du SVS est précédée d'une analyse concrète de chaque cas, en respectant le droit à l'incise X, de l'article 5º du CF et, comme base d'une avaliação de la zone technique, le secrétaire avaliara la pertinence de la libération eração , compte tenu du disposition de nos articles 37 et 40 du décret n°. 4.553/2002 (revogado pelo Decreto nº 7.845/2012).

Instruction normative n.º 02/SVS/MS, du 22 novembre 2005

« Règlementation des activités de vigilance épidémiologique en relation avec la tête, le flux, la périodicité de l'envoi des données de notification obligatoire des activités par le système d'information des maladies graves – SINAN. Journal officiel de l'Union, Poder Executivo, Brasilia, DF, 23 nov. 2005. Section 1, page. 46".

Portaria nº 30, du 7 juillet 2005

« Les Instituts du Centre d'Information Stratégiques de Vigilância en Saúde définissent leurs attributions, leur composition et leur coordination. »

Portaria nº 1.865, du 10 août 2006

« Établir un secrétariat de surveillance en santé comme pont focal national pour le règlement sanitaire international (2005) conjointement avec l'organisation mondiale de la santé. »

Décret législatif nº 395 du 09 juillet 2009

« Approuvé le texte révisé du Règlement Sanitaire International, conforme à la 58e Assemblée Générale de l'Organisation Mondiale de Saúde, le 23 mai 2005. »

Décret n.º 7.616, du 18 novembre 2011

« Dispõe sobre a declaração de Emergência em Saúde Pública de Importância Nacional - ESPIN et institui a Força Nacional do Sistema Único de Saúde - FN-SUS. »

Loi nº 12.527 du 18 novembre 2011

« Regula o acesso a informações previsto no inciso XXXIII do art. 5o, pas d'inciso II do § 3o do art. 37 e non § 2o faire de l'art. 216 de la Constitution fédérale ; modifié la loi n° 8.112 du 11 décembre 1990 ; revoga a Lei no 11.111, du 5 mai 2005, et les dispositifs de la Lei no 8.159, du 8 janvier 1991 ; et d'autres providences.

Décret nº 7.724, 16 décembre 2012

« Règlement de la Loi n° 12.527 du 18 novembre 2011, qui prévoit l'accès aux informations prévues dans l'acte XXXIII du chapitre de l'art. 5o, pas d'inciso II do § 3o do art. 37 e non § 2o faire de l'art. 216 de la Constitution. »

Portaria GM/MS n° 2.939 du 20 décembre 2012

« Autorisation du remboursement du Fonds national de santé aux Fonds de santé des États, par le biais du Programme de surveillance et de promotion de la santé, pour promouvoir l'implantation du Système d'information du Programme national de vaccination-SI-PNI et du Système de vaccination. de Agravos de Notificação (SINAN), dans le cadre des unidades de saúde. Journal officiel de l'Union, Poder Executivo, Brasilia, DF, 21 déc. 2012, section 1, page. 762".

Décret n° 7.845, du 14 novembre 2012

« Procédures réglementaires pour la crédibilité de la sécurité et le traitement des informations classifiées dans tout ce qui est gris du sigilo, et affichées sur le noyau de sécurité et de crédit. »

Résolution n.° 06 novembre 2013

« Dispõe sobre as regras for implantação de novos aplicativos, sistemas de informação em saúde ou new versões de sistemas e aplicativos já existentes no âmbito do Sistema Único de Saúde (SUS) et qui impliquent leur utilisation par le Ministère de la Santé et des Secrétariats Estaduais, do Distrito Federal et Municipais de Saúde.

Portaria n° 47, du 3 mai 2016

« Définir les paramètres de surveillance de la régularité de l'alimentation du Sistema de Informação de Agravos de Notificação (SINAN), du Sistema de Informações de Nascidos Vivos (SINASC) et du Sistema de Informações sobre Mortalidade (SIM), pour fins de maintenance. Comment faire repassez les recursos du Piso Fixo de Vigilância em Saúde (PFVS) et du Piso Variável de Vigilância em Saúde (PVVS) du Bloco de Vigilância em Saúde.

Portaria n° 1.401, du 7 juin 2017

« Autorisez le remboursement des valeurs de ressources fédérales, relatives à l'incitation financière à la garde pour l'implantation et la maintenance des actions et des services publics stratégiques de surveillance en santé, aux fonds de l'État, du district et des municipalités de Saúde. (revogou a Portaria n° 2.424/2016).

Résolution CIT n° 8 du 24 novembre 2016

"Dispõe sur le processus de pacte interfédéral d'indicateurs pour la période 2017-2021, relatif aux priorités nationales en santé."

Portaria de Consolidação n° 1, du 28 septembre 2017

« Consolider les normes relatives aux droits et responsabilités des utilisateurs de la santé, l'organisation et le fonctionnement du système unique de la santé. *Diário Oficial da União, Poder Executivo, Brasília, DF, 03 sortie. 2017, Section Supplémentaire.*

Portaria de Consolidação nº 2, du 28 septembre 2017

«Consolida as normas sobre as políticas nacionais de saúde do Sistema Único de Saúde. *Diário Oficial da União, Poder Executivo, Brasília, DF, 03 sortie. 2017, Section Supplémentaire.*

Portaria de Consolidação nº 4, du 28 septembre 2017

« Consolida as normas sobre os sistemas e os subsistancemas do Sistema Único de Saúde. *Diário Oficial da União, Poder Executivo, Brasília, DF, 03 sortie. 2017, Section Supplémentaire.*

Portaria de Consolidação nº 5, du 28 septembre 2017

« Consolida as normas sobre as ações e os serviços de saúde do Sistema Único de Saúde. *Diário Oficial da União, Poder Executivo, Brasília, DF, 03 sortie. 2017, Section Supplémentaire.*

Portaria de Consolidação nº 6, du 28 septembre 2017

«Consolidé conformément aux normes en vigueur dans le domaine du financement et du transfert des ressources fédérales pour les actions et les services de santé du Système Unique de Saúde. *Diário Oficial da União, Poder Executivo, Brasília, DF, 03 sortie. 2017, Section Supplémentaire.*

Portaria nº 1.520, du 30 mai 2018

«Modifier les Anexos XCVIII et XCIX dans le Portaria de Consolidação nº 5/GM/MS, du 28 septembre 2017, avec l'inclusion de métas et d'indicateurs du Programme de Qualificação das Ações de Vigilância en Saúde - PQA-VS, à partir de 2018. *Diário Oficial da União, Poder Executivo, Brasília, DF, 6 juin. 2018, Section 1, page. 47-53".*

Loi nº 13.709 du 14 août 2018

« Dispõe sobre a proteção de dados pessoais et altera a Lei nº 12.965, du 23 avril 2014 (Marco Civil da Internet). *Diário Oficial da União, Poder Executivo, Brasília, DF, il y a 15 ans. 2018, nº 157, section 1, page. 59-64".*

Loi nº 13.787 du 27 décembre 2018

« Disponibilité sur la numérisation et l'utilisation de systèmes informatisés pour la garde, l'armement et le manuel de présentation des patients. »

Portaria nº 264, du 17 février 2020

" Modification du Portaria de Consolidação nº 4/GM/MS, du 28 septembre 2017, pour inclure la doença de Chagas crônica, dans la Lista Nacional de Notificação Compulsória de doenças, agravos et eventos de saúde public nos serviços de saúde públicos e privados sur tout le territoire national.

Chapitre 2
Notification obligatoire
Marcello Henrique Araujo Da Silva
Gabriel Labre do Nascimento

La notification obligatoire est une communication obligatoire aux autorités sanitaires, réalisée par les médecins, les professionnels de la santé ou les responsables des établissements de santé, publics ou privés, en cas de suspicion ou de confirmation de fait, grave ou événement de santé publique, décrit sans anexo, peut être immédiat ou sémanal.

Les erreurs du système de notification sont décrites dans la littérature, comme le VIH dans la ville de Rio de Janeiro en 1995 et les sous-notifications causées par les cas de Covid-19 dans l'État de Rio de Janeiro. Environ 95 % des notifications des cas de Covid-19 présentent un type d'erreur ou une erreur de communication des données des organismes de notification du santé ainsi que des données du propre secrétariat de santé de l'État de Rio de Janeiro.

Depuis plusieurs années, certains systèmes de notification foram mis en œuvre au Brésil, comme le système de notification pour la surveillance sanitaire (NOTIVISA) et le système d'information sur les problèmes de notification (SINAN). La notification d'un effet indésirable causé par la consommation d'un médicament doit être réalisée par le SINAN qui est alimenté, principalement par la notification et l'enquête sur les cas de pratiques et d'accidents constam par la liste nationale des pratiques de notification obligatoire, mais facultée Les États et les municipalités incluent d'autres problèmes de santé importants dans leur région.

C'est pourquoi NOTIVISA est un système d'envoi de documents de notification des effets indésirables qui doit être fait par les unités cadastrales au Conseil national des établissements de santé (CNES), et le responsable technique de l'unité doit pouvoir notifier quelque chose entre eux, nous allons maintenant plus loin. sur le thème de nos prochains chapitres.

Mais est-ce qu'il y a une notification obligatoire ?

> « ... la notification obligatoire est une communication obligatoire à l'autorité de santé, réalisée par les médecins, les professionnels de la santé ou les responsables des établissements de santé, publics ou privés, en cas de suspicion de suspicion ou de confirmation d'une action de fait, grave ou événement de saúde pública, descritos no anexo, podendo être imediata ou semanal.

Son utilisation efficace permet la réalisation d'un diagnostic dynamique de la situation d'un événement dans la population, ce qui peut fournir des subventions pour expliquer les conséquences de la notification obligatoire, mais également indiquer les risques que les personnes sont soumises, contribuant ainsi à l'identification de la réalité. épidémiologique de determinada área geográfica.

Votre utilisation systémique, de forme décentralisée, contribue à la démocratisation de l'information, permettant à tous les professionnels du monde d'avoir accès à l'information et de les rendre disponibles pour la communauté. C'est pourquoi un instrument pertinent pour aider au plan de santé, définir les priorités d'intervention, puis permettre d'avoir recours à l'impact des interventions.

Pour inclure une aggravation ou une inscription dans la liste de notification obligatoire, il est nécessaire de prendre en compte certains aspects, un exemple de caractéristiques qui peuvent présenter des risques pour le monde entier : le potentiel d'apparition d'une épidémie ; doença ou agravo de causa desconhecida; modification du rôle clinico-épidémiologique des pratiques connues ; compte tenu du potentiel de diffusion, de l'ampleur, de la gravité, de la gravité, de la transcendance et de la vulnérabilité de la population.

La liste des conséquences de la notification a été mise à jour en 2022 par le portail GM/MS N° 420, du 2 mars 2022 (Tableau 1).

> « Fournissez l'obligation de notification au Ministère de la Santé de tous les résultats des tests de diagnostic pour la détection du virus Monkeypox réalisés par des laboratoires du rouge public, du rouge privé, des universités et de tout autre pays, dans tout l'organisme national. »

Tableau 1 – Déclarations obligatoires de notification conformes au code d'enregistrement défini par le Ministère de la Santé.

N°	Doença ou Agravo (Ordem alfabética)	Périodicité de notification			
		Immédiatement (jusqu'à 24 heures) pour			Sémanal
		MS	SSE	SMS	-

#					
1	un. Acide de travail avec exposition à un matériau biologique	-	-	-	X
	b. Acide de travail	-	-	X	-
2	Acidente por animal peçonhento	-	-	X	-
3	Acide provenant d'animaux potentiellement transmissibles par le raiva	-	-	X	-
4	Botulisme	X	X	X	-
5	Colère	X	X	X	-
6	Coqueluche	-	X	X	-
7	COVID-19 [feminine	X	X	X	-
8	un. Dengue – Cas	-	-	-	X
	b. Dengue - Obitos	X	X	X	-
9	Différence	-	X	X	-
dix	un. Doença de Chagas Aguda	-	X	X	-
	b. Doença de Chagas Cronica	-	-	-	X
onze	Doença de Creutzfeldt-Jakob (DCJ)	-	-	-	X
12	un. Doença Invasiva por "Haemophilus Influenza"	-	X	X	-
	b. Doença Meningocócica et autres méningites	-	X	X	-
13	Doenças com suspeita de disseminação intentionnel: un. Antraz pneumonique b. Tularémie c. Variole	X	X	X	-
14	Cas de fièvre hémorragique émergente/réémergente : un. Arénavirus b. Ebola c. Marbourg d. Lassa e. Février purpurica brésilien	X	X	X	-
15	un. Doença aguda pelo virus Zika	-	-	-	X
	b. Doença aguda pelo virus Zika em gestante	-	X	X	-
	c. Obito com suspeita de doença pelo virus Zika	X	X	X	
	d. Syndrome congénital associé à une infection par le virus Zika	-	-	-	X
16	Esquistossomose	-	-	-	X
17	Événement de Saúde Pública (ESP) qui constitue une ameaça à saúde pública (voir définition dans l'art. 2º de la portaria)	X	X	X	-
18	Événements indésirables graves ou óbitos pós vacinação	X	X	X	-
19	Février Amarela	X	X	X	-
20	un. Février de Chikungunya	-	-	-	X
	b. Février de Chikungunya dans les zones de transmission	X	X	X	-
	c. Obito com suspeita de février de Chikungunya	X	X	X	-

21	Février du Nilo occidental et autres arbres d'importance dans le monde public	X	X	X	-
22	Février Maculosa et autres Riquetisioses	X	X	X	-
23	Février Tifoïde	-	X	X	-
24	Hanseníase	-	-	-	X
25	Hantavirose	X	X	X	-
26	Hépatites virales	-	-	-	X
27	VIH/SIDA	-	-	-	X
28	Infection par le VIH chez la gestante, la parturiente ou la mère et l'enfant exposé au risque de transmission verticale du VIH	-	-	-	X
29	Infection par le virus de l'immunodéficience humaine (VIH)	-	-	-	X
trente	Infection par le virus lymphatique T humain (HTLV)	-	-	-	X
31	Infection par le HTLV chez le patient, la mère ou la mère et l'enfant exposé au risque de transmission verticale du HTLV	-	-	-	X
32	Grippe humaine produite par une nouvelle sous-espèce virale	X	X	X	-
33	Intoxication exogène (par des substances chimiques, y compris les produits agrotoxiques, les gaz toxiques et les métaux lourds)	-	-	-	X
34	Leishmaniose tégumentaire américaine	-	-	-	X
35	Leishmaniose viscérale	-	-	-	X
36	Leptospirose	-	-	X	-
37	un. Paludisme dans la région amazonienne	-	-	-	X
	b. Paludisme dans la région extra-amazonienne	X	X	X	-
38	Monkeypox (variole des macacos)	X	X	X	-
39	Obito : a. Enfant b. Maternelle	-	-	-	X
40	Poliomyélite par poliovírus selvagem	X	X	X	-
41	Peste	X	X	X	-
42	Raiva humaine	X	X	X	-
43	Syndrome de Rubéola Congênita	X	X	X	-
44	Doenças Exantemáticas : a. Sarampo b. Rubéola	X	X	X	-
45	Sifilis : un. Adquirida b. Congênita c. En gestante	-	-	-	X
48	Syndrome de Paralisia Flácida Aguda	X	X	X	-
49	Syndrome inflammatoire multissistémique chez l'adulte (SIM-A) associé au covid-19	X	X	X	-

50	Syndrome Inflammatoire Multissite Pédiatrique (SIM-P) associé à covid-19	X	X	X	-
51	Syndrome respiratoire aigu grave (SRAG) associé au coronavirus un. SRASCoV b. MERS-CoV c. SRAS-CoV-2	X	X	X	-
52	Syndrome gripal suspecté de covid-19	X	X	X	-
53	Tétano : un. Accidentel b. Néonatale	-	-	X	-
54	Toxoplasmose gestationnelle et congénitale	-	-	-	X
55	Tuberculose	-	-	-	X
56	Varicela - cas grave interne ou óbito	-	X	X	-
57	un. Violência domestica et/ou autres violences	-	-	-	X
	b. Violence sexuelle et tentative de suicide	-	-	X	-

Chapitre 3
Le Système d'Information des Agravos de Notificação (SINAN)
Marcello Henrique Araujo Da Silva
Victor Gomes Masciel

Le système d'information sur les conséquences de la notification (Sinan) a été développé au début de la décennie des années 90, et a été implanté en 1993 et a été complètement réglementé en 1998. L'objectif de ce système est de coller et de traiter les données sur les conséquences de la notification Pourquoi les tout le territoire national fournit des informations pour l'analyse du profil de morbidité et contribue, de cette manière, à la prise de décisions de nos niveaux municipal, étatique et fédéral.

O Sinan, base principale pour le fonctionnement du système de surveillance épidémiologique des maladies transmissibles, a été conçue pour dimensionner l'ampleur d'une maladie déterminée, détecter les infections et les épidémies et élaborer des études épidémiologiques spécifiques sur des études épidémiologiques spécifiques et, en outre, les utiliser adieu comme un instrument important pour le planage des actions saines.

Entre-temps, le Sinan possède une caractéristique de la différence entre les systèmes d'information actuels en santé (SIS) : la notification de l'aggravation doit être remise le plus brièvement possible, en suivant un processus dynamique, variable en fonction du profil épidémiologique, du contrôle et de la gestion de Conhecimento scientifique et technologique. Les critiques de qualité des données ont été formulées au cours de l'analyse de la qualité, et ont été appliquées à divers niveaux, différemment des anciens SIS, dans la mesure où ces critiques ont été émises avant d'envoyer n'importe quel niveau gouvernemental.

Même avec les versions approuvées, la nature dynamique des notifications de Sinan permet au système de présenter des problèmes récurrents de qualité des données. Les fabricants qui contribuent au scénario se réfèrent à la collecte de données des professionnels responsables, provoquant l'émergence de données épidémiologiques et cliniques, le volume expressif des champs à serem preenchidos, ainsi que l'utilisation du système de rétroalimentation, avec la redistribution des cas secondaires ou locaux. de résidence dos patients.

Les systèmes d'information protégés et confidentiels sont essentiels pour le contrôle de la qualité et la couverture des services de santé. La qualité d'un SIS dépend directement de la qualité des données, caractéristiques qui peuvent être compromises lorsque les formules ne sont pas suffisamment avancées ou qu'il y a des lacunes dans leur production et leur gestion.

Les dimensions de la qualité d'un SIS comprennent son accessibilité, sa clarté méthodologique, sa couverture, sa complétude, sa fiabilité, sa cohérence, son absence de duplicité, son opportunité et sa validation. La duplicité, la couverture, l'intégralité et la fiabilité sont attribuées à la précision des informations. En particulier sur les enregistrements répétés (nommés comme duplicités), la faute de correction est un obstacle à la qualité des données de notification, qui peut générer une surestimation des coefficients d'incident et de prévalence de l'acte. La réplication indépendante des registres (duplicité) dans un SIS a été enregistrée lorsque mon individu a été notifié plus d'une fois par la même unité ou par un autre établissement de santé, pour mon agravo - cas de agravo agudo -, pendant une certaine période entre les premiers symptômes et início dos sinais/sintomas servidos de base do diagnóstico établi, ou quando o mesmo paciente a été notifié plus de uma vez pela mesma unidade de saúde durante son traitement - caso de doença crônica.

Même si les registres répétés affectent la qualité d'un système d'information en santé, le sujet a également fait l'objet d'une attention majeure dans la littérature nationale et internationale, ce qui témoigne d'une lacune dans la recherche sur la qualité de ces systèmes. L'objectif de cet objet a été de découvrir la proportion d'enregistrements répétés dans le système d'information des événements de notification - Sinan - au Brésil, en 2008 et 2009.

La conception de Sinan a été reconnue par la protection des idées de définition de cas, par la transmission de données à partir de l'organisation hiérarchique des trois services du gouvernement, par l'accès à la base de données nécessaire à l'analyse épidémiologique et par la possibilité de diffusion rapide des données générées rotina do Sistema Nacional de Vigilância Epidemiológica do Sistema Único de Saúde (SUS). D'autre part, le système devrait être utilisé comme source d'information principale pour étudier l'histoire naturelle d'une aggravation ou d'une maladie et évaluer son ampleur comme problème de santé de la population, pour détecter des maladies ou des épidémies, afin d'élaborer des hypothèses épidémiologiques à des tests. em ensaios específicos.

L'implantation de l'application Sinan-DOS a débuté en 1993, elle a été précédée par des testicules-pilotes réalisés à Santa Catarina et Pernambuco. Les résultats et observations dérivés de ces tests ne sont pas disponibles pour tous les utilisateurs ou enregistrés dans les documents officiels. Cette implantation a été réalisée de manière progressive, en vertu du caractère volontaire de l'adhésion des secrétaires d'État et des municipalités de Saúde, délimitant un formulaire irrégulier, sans utiliser les formules tamponnées pour les conséquences de la notification obligatoire, quant au fonctionnement du programme informatisé de Sinan - DOS et analyse des données collectées. Il est important de savoir que l'adhésion est aléatoire en raison de l'inexistence de toute réglementation officielle du ministère de la Santé, en définissant des normes spécifiques sur l'établissement et la maintenance d'un système d'information utilisé par les personnes et les experts pour la notification des cas de notification. action obligatoire nationale. En 1998, l'utilisation de Sinan a été réglementée par un poste ministériel2, une tornade a imposé une alimentation régulière à la base de données nationales des municipalités, des États et du district fédéral, désignée par la Fondation nationale de santé (Funasa), pour l'instant au Centre. Nacional de Epidemiologia (Cenepi) – actuel Secretaria de Vigilância em Saúde, do Ministério da Saúde – comme gestora nacional do sistema.

Utilisation d'une normalisation fédérale propice au développement de systèmes d'information spécifiques pour certaines armes graves, dont l'existence et la gestion dépendent de la disponibilité des ressources provenant d'organisations internationales ou non gouvernementales étrangères à la connaissance spécifique des intérêts techniques ados na compilation dos dados de notification pour l'analyse épidémiologique. Par conséquent, l'abrangência eo impacto das informações geradas nesses subsistamas estavam restritos, na sa grande majorité, à la localisation géographique ou au niveau hiérarchique où ces mêmes subsistances ont été développées, compromettant ainsi la représentation et la fiabilité des données.

L'application Sinan a été conçue, à l'origine, pour s'armer, à partir des instruments et des codes d'accès protégés au niveau national, comme informations sur les actes de notification obligatoire, avec leurs fiches respectives de notification et d'enquête, envoyées notamment autorisées aux unités fédérales de notifications de d'autres agravos, adéquats pour le système au profil épidémiologique de populations distinctes. Entre-temps, pendant plusieurs années, il n'y avait pas de fiches d'investigations pour les dommages non constantes dans la liste de notification obligatoire nationale, mais qui ont établi des critères pour ces inclusions ou la protection des instruments de collecte de ces dommages, ou qui ont arrêté un sobrecarga de dados e , par conséquent, des problèmes de fonctionnement du système.

En 1997, plusieurs problèmes liés à Sinan ont été soulevés comme : l'importance de la clarté quant à l'objet principal du système et par conséquent le développement mondial ; concomitance de flux d'informations (et logiques) de différentes natures – données chroniques transmissibles et non transmissibles et données transmises et non transmissibles – ; La gestion multiple du système, ou chaque zone technique (ou programme) envoie la responsabilité de son colis à Sinan ; limitations du programme informatisé ; ausência de padronização de tabelas; et non-utilisation des fiches de notification pré-numérotées quant aux rotations de cohérence et de validation des données.

Cette situation, la Funasa constituante, en raison de la publication du boletim de service4, de la Commission de développement et de perfectionnement de la nouvelle version de Sinan, avec la mission d'adéquation du système existant aux demandes des utilisateurs, doit être conçue pour un nouveau système. visant à accroître la capacité d'exécution des actions de vigilance et d'analyse de la situation dans les trois domaines de gouvernance.

Pour mieux définir la proposition, la participation de la commission dans les domaines techniques des utilisateurs du système au niveau national et du Département d'informatique du SUS (Datasus). Alors, lancez le projet Sinan-Windows, qui implique Cenepi/Funasa et Datasus. Le Cenepi est responsable de l'élaboration de la conception du système dans une perspective de surveillance épidémiologique, ou est responsable de la conception, de la définition des flux, des instruments et des relations de gestion ; Et Datasus, pour l'élaboration d'un programme informatique adapté aux différents niveaux de complexité de Sinan.

La Commission de Développement et de Perfectionnement considère que les subsides des techniciens incorporés à la surveillance épidémiologique, au niveau scolaire et municipal, ont contribué au processus d'élaboration en tant que professionnels de référence c'est ce que je propose. Un groupe spécifique a été formé pour discuter du thème de l'"Oficina de Trabalho de Reformulação do Sinan", en septembre 1998. Le rapport final de l'office nord-américain à la protection des idées, définit le flux et la conception des formules pour la collecte d'informations à partir de un diagnostic de la situation de Sinan-DOS sur le réseau public.

La construction des formules pour la préparation des données d'enquête épidémiologique sur les conséquences de la notification du Sinan-DOS n'est pas basée sur des critères prédéfinis. Il n'est pas possible d'établir les orientations de sélection des variables du sérum, y compris nos instruments de collecte, nécessaires à la prise de décision concernant les mesures du sérum exécuté, comme pour la construction de la connaissance épidémiologique de la population. C'est un volume expressif de champs dans les fiches d'enquête des agravos, ce qui fait que plusieurs de ces champs et leurs différentes bases de données du Sinan-DOS.

Malgré l'importance des études qualitatives et quantitatives de l'aval du Sinan-DOS, il est possible d'indiquer certains fabricants qui sont potentiellement renforcés par le chargement variable des fiches d'enquête sur les graves :

a) inclusifs de base populacional ou sistemas de vigilância sentinelle ;

b) au moyen d'un système d'information de laboratoire informatisé qui nécessite des données de référence à confirmer ou à retirer de la carte de cas, ainsi que l'offre de l'opportunité de la société et de la viabilité des amis ;

c) utilisation du système d'accompagnement du traitement des patients atteints de tuberculose ou de tuberculose, en incluant l'inclusion du module dans Sinan-DOS ;

d) faute d'intégration avec les systèmes d'information d'assistance médicale dispensée. Une somme d'activités imputable au Sinan-DOS pour répondre à diverses demandes d'informations qui transcendent votre proposition originale, en soutenant le système et, par conséquent, réduit votre efficacité.

Le système de nouvelles maladies transmissibles et non transmissibles, maladies et maladies chroniques, n'exige pas le respect des exigences, principalement en ce qui concerne l'obligation de notification (notification obligatoire) nationale, la périodicité du flux et l'universalité de la notification. Une simple inclusion dans Sinan-DOS de certains problèmes spécifiques ne garantit également pas que ces cas soient signalés, mais également que ces données soient de qualité confiable. C'est pourquoi, en 1998, le Cenepi a réuni un groupe de spécialistes avec la mission de définir les critères à appliquer dans la révision de la liste des actes criminels pour la constitution de la liste brésilienne des actes de notification obligatoire (chapitre antérieur).

Le fait que les utilisateurs de Sinan-DOS aient constaté que, en grande ou en petite taille, la qualité des données générées par cette subsistance était insatisfaite quant aux exigences minimales de fiabilité. Entre les problèmes détectés et ceux qui peuvent compromettre la qualité des données, nous pouvons citer :

a) Duplicité de registres

Après l'existence, dans Sinan-DOS, la routine de recherche de duplicités, cette procédure n'était pas exécutée avec une fréquence spécifique pour les utilisateurs du système, nos divers niveaux d'informatique, provoquant un effet de "balle de neige" sur le cresciment du nombre. Les registres, qui augmentent la mesure dans laquelle les registres dupliqués ne sont pas exclusifs à un niveau, sont envoyés aux niveaux supérieurs. Tampoud Havia Qualquer Orientaçander Técnica Para Operaacionalizaço Do Sistema Situaçüses d'Um Caso Por Um Município, Quando a InvestigaçJo E ConfiramaçO Eram Realizadas Em Outro Município Que Já Notification O Mesmo Caso. Cette situation, apparemment corriqueira, peut générer des divergences dans l'état consolidé des cas notifiés, si les municipalités les considèrent comme « leur » ou même cas.

Entre les patients notifiés de tuberculose ou hanseníase, par exemple, ausência de définition de normes para o manejo de ces patients qui entravent plus d'une fois dans le système – ils reviennent après l'abandon du traitement, la récidive ou le transfert de l'unité de santé –, comme L'inexistence de disques informatisés pour le fonctionnement de ces registres génère un volume important de registres répertoriés comme des duplicités. Ces registres sont définis comme des doubles registres, de forme différente pour les duplicités (le patient est notifié plus d'une fois, pour la même unité de santé, pendant la durée du même traitement).

La définition et l'élaboration des rotinas pour la vinculation des doubles enregistrements, décorrentes du transfert des patients entre les unités de santé, dans les versions actuelles du Sinan-DOS, n'aboutissent pas, nécessairement, à une réduction du nombre de ces cas dans ce système. La tâche s'est développée au plus bas de l'automatisation de l'exécution de la procédure de vaccination en ce qui concerne l'exigence de familiarité avec les conceptions spécifiques des programmes de contrôle de la tuberculose et de l'éducation, ce qui implique l'adaptation des techniciens de chaque programme en matière de gestion de l'information. Il s'agit d'une situation illustrant l'observation de divers niveaux hiérarchiques de systèmes d'information en santé, ainsi que d'une initiation quasi indépendante de l'ensemble des responsables de la gestion des systèmes d'information dans des domaines techniques à des niveaux spécifiques, en respectant les données et les informations. Grâce à Sinan-DOS, il y a une indéfinition des attributions de chaque zone et l'exécution d'actions limitées et peut-être l'efficacité de l'aval et la correction des incohérences des bases de données.

b) Padronisation

Utilisation de la protection des tableaux du système informatisé, qui crée des situations comme une même unité de santé qui est cadastrale avec des codes distincts ; ou les municipalités sont cadastrados avec des codes différents définis par la Fundação Instituto Brasileiro de Geografia e Estatística (IBGE). D'autre part, en raison de la protection des variables d'identification de la police d'assurance et du traitement, les codes d'occupation, les instructions et la race/cor, sont comme l'hétérogénéité des catégories utilisées dans divers domaines de la fiche et dans la définition des critères. de confirmation de cas, implique une perte de comparaison entre les divers moyens de subsistance. En même temps, l'utilisation de la protection limite l'interopérabilité entre Sinan-DOS et les nouveaux systèmes d'information d'intérêt pour le monde entier.

c) Critiques de consistência

L'inexistence de rotines informatisées qui réalisent des critiques de validation des données entre les champs essentiels des divers facteurs, le contrôle automatique des champs déterminés par les conditions déterminées ou qui alertent le numérique au moment de l'entrée des données, permet de détecter des incohérences à ce moment-là. bases de données et compromis, par conséquent, comme analyses épidémiologiques.

d) Capacité technique des professionnels de la surveillance épidémiologique

Une possibilité de données épidémiologiques oriundos dos subsistancemas d'informations informatisées du ministère de la Santé. Il y a donc une indéfinition quant aux attributions des domaines techniques et un nombre réduit de professionnels disponibles pour l'exercice de toutes les activités liées à la vigilance et à la gestion des programmes de contrôle des agravos, avec les conséquences d'une restriction d'opportunité. médidas destinadas ao aprimoramento de qualidade da information de vigilância. Il est alors plus difficile d'intervenir dans un système d'information s'il n'est pas connu, par exemple les erreurs de prévention les plus fréquentes ou les unités qui présentent des difficultés pour notifier/enquêter des cas ou envoyer des informations au niveau immédiatement supérieur.

Une autre question est la maintenance d'un système d'information informatisé qui nécessite une génération périodique de versions pour corriger les erreurs détectées (les bugs détectés) ou la modification/l'inclusion de champs qui s'appliquent à une modification dans ce cas. Cependant, pour qu'il y ait un plus petit nombre d'erreurs de programmation, il est nécessaire que vous ayez réalisé des tests de terrain en utilisant un réseau d'avaliadores de nos divers niveaux de gestion du système, garantissant, de cette forme, les ajustements préalables à la diffusion des versions. En raison de cette pratique liée à certaines versions de Sinan-DOS, vous pouvez, dans certaines occasions, compromettre la base de données existantes ou des problèmes d'inclusion de nouveaux cas, même si la confiance et la réception des utilisateurs par rapport aux nouvelles versions sont compromises.

Les problèmes de diffusion de nouvelles versions entre les utilisateurs du Sinan-DOS entraînent des situations dans lesquelles les systèmes d'information fonctionnent simultanément avec des versions désaturées, car il est impossible de recevoir les données pour l'actualisation et la base de données nationale. D'autre part, comme chaque nouvelle version a pour finalité de corriger les problèmes détectés dans la version antérieure, en conséquence, la municipalité utilise une version désaturée, les problèmes détectés n'étaient pas corrigés, créant des banques avec des données défaillantes ou incorrectes.

L'identification d'un cas de système informatisé Sinan-DOS sera effectuée par le numéro de la municipalité de surveillance et par le numéro de notification. Dans le cas où le système est implanté dans l'utilisation de la fiche de notification pré-numérotée et corrige la numérotation des deux cas, comme le même numéro de notification et la même municipalité d'assistance, par exemple sur des ordinateurs distincts, c'est la sauvegarde des fiches de notification et de l'équipement de les fiches d'enquête sem- ment à la fiche de notification du correspondant, après la réception des données au niveau immédiatement supérieur.

Comme le transfert des archives pour les niveaux supérieurs immédiats sera fait dans des archives séparées, ou qui exige un contrôle plus important des archives gérées par cette rotina, seja na nomeação ou na compactação e envio dos arquivos. Pour que la réception des données du Sinan-DOS soit nécessaire, il sera nécessaire de détecter et d'exclure les enregistrements danificados, qui devraient être réalisés préalablement à l'exécution du transfert. Cette procédure nécessite une aptitude à ne pas utiliser d'applications de gestion de banques de données pour la part des professionnels responsables de la gestion des systèmes d'information.

En cas de risque de défasage entre deux bases de données, il n'était pas possible de savoir si le registre était exclu et si celui-ci avait été transféré antérieurement. Il est également possible qu'un niveau supérieur immédiat reçoive de nombreux transferts sans qu'il soit critique en matière de respect du nombre séquentiel de lots reçus antérieurement. Le Sinan-DOS ne génère aucune relation avec les agents de transfert qui permettent l'accompagnement du nombre de cas envoyés et reçus pour chaque niveau hiérarchique.

En raison de l'obsolescence de la langue de programmation utilisée dans Sinan-DOS, il y a des restrictions sur l'inclusion ou l'adéquation des rotations qui permettent une meilleure gestion des systèmes et une analyse des données des utilisateurs. Exemples de problèmes causés par cette limitation de l'émission de relations de conférence et de la liste des cas dupliqués. Le Sinan-DOS permet également d'impressionner ces relations, ce qui empêche de les utiliser dans un format compatible pour une utilisation dans d'autres applications.

Faire Sinan-DOS pour Sinan-Windows

Participez au diagnostic de la situation de Sinan-DOS et étudiez les étapes à suivre pour le développement de la version pilote de Sinan-Windows, en commençant le travail de reformulation de Sinan en tant que point de départ des processus impliqués dans un système d'information. Ceci, la rénovation et la protection des instruments de la pince à données, correspondent à la définition des données tamponnées et à la conception de l'application. Pour renforcer la décentralisation de Sinan, compte tenu de la formation d'agents multiplicateurs qui accélèrent ou processus pour la constitution du support technique de nos niveaux municipal, régional et étatique et des capacités des utilisateurs, la gestion technique du système et les données fournissent un matériel de formation des professionnels. veille épidémiologique.

Ce matériel contemple un plan d'eau et une série d'exercices comme les rotations de numérisation des cas, les critiques et la gestion des relations, ainsi que les recommandations sur la gestion du système de nos divers niveaux. Il a élaboré une minute de la procédure ministérielle spécifique pour Sinan, qui s'occupe de la nécessité de réglementer les aspects opérationnels du système d'information pour la surveillance des agravos de notification obligatoire.

Ensuite, nous détaillons certaines questions liées au processus de restructuration de Sinan-Windows, qui sont pour leur aspect innovant, qui sont impliqués dans la qualité et l'utilisation d'un système d'information en soi informatisé.

- Instruments de coleta

En tant que fiches de notification et d'enquête modifiées pour l'inclusion des champs de bataille, le numéro de la carte SUS, l'escolaridade (un an d'études), l'occupation et la direction de l'activité économique, suivent les recommandations de la Rede Interagencial para a Saúde (Ripsa) pour compatibilité des systèmes d'information avec la base nationale, conformément à la réglementation en vigueur par le ministère.9

La révision des fiches d'enquête en cas de restriction des conséquences présente la liste brésilienne des déclarations obligatoires de notification nationale4 et les mentions des listes de déclarations obligatoires de l'État publiées dans le journal officiel de l'unité fédérale ; Et ainsi, ils ont été approuvés par la Commission de développement de Sinan, qui accompagne les intérêts nationaux, et ces derniers n'ont pas été informés de manière obligatoire.

Comme fiches d'enquête du forum Padronizadas à partir des discussions avec les techniciens de chaque domaine technique du Cenepi et du Ministère de la Santé, les responsables de la surveillance des agravos de notification obligatoire nationale, envoyés postérieurement aux Secrétaires de l'État de la Santé pour avaliação e validation des modifications . Les champs des fiches d'enquête de cas foram dispostos nos seguintes grupos : antécédents épidémiologiques ; données cliniques; atendimento; données de laboratoire; traitement; et la conclusion.

Les critères établis pour la permanence ou l'inclusion/exclusion des champs dans la fiche d'enquête de cas sont basés sur la définition et la confirmation du cas et sur la construction d'indicateurs pertinents pour la surveillance de l'influence de nos divers niveaux. Le succès de cette initiative a été limité, pour deux raisons : d'un côté, la décision de certains d'entre eux de s'imposer dans le plan d'éradication ou d'élimination, ou d'exiger un plus grand nombre de données ; et d'autre part, en insistant sur certains domaines techniques de tous les types qui présentent une série d'importances, mais, toujours, il est possible de les définir, de part ces mêmes techniques, que les informations peuvent être obtenues à partir de ces jours.

Stipularam-se as variáveis pertinentes para chada un dos trois trois niveaux – municipal, estadual e fédéral –, en supposant qu'il est important d'organiser la production d'informations compatissantes avec les nécessités des différents niveaux de gestion et de gestion du système d'information. épidémiologique. Pour cela, j'ai proposé les techniques de données qui permettent à l'application Sinan-Windows de distinguer, au moment du transfert des données et des deuxièmes critères prédéfinis, comme les variantes les plus demandées pour le niveau immédiatement supérieur. Cependant, la recommandation de cette machine n'a pas été mise en œuvre dans l'application, ce qui semble être d'une grande importance pour que le volume de base actuel ou national ne soit pas réglé.

Comme les nouvelles fiches de notification et d'enquête sur les conséquences incluent le foram Sinan-Windows disponible dans le format Adobe Acrobat Reader®, un fichier compatible avec d'autres logiciels, facilitant ainsi votre diffusion quant à votre impression à grande échelle et lors de votre utilisation. de photos.

- Notification des épidémies

L'inclusion d'un module de notification des épidémies dans Sinan-Windows représente une avancée dans la conception traditionnelle des systèmes d'information pour la surveillance épidémiologique au Brésil, car ils peuvent également être informés de manière plus approfondie des conséquences de la notification, que même les quatre cliniques peuvent être informées d'un diagnostic confirmé. oui sindromica. Considérez comme passif la notification de surto no Sinan : a) les agravos inusités dans les moindres cas, éventuellement vinculés, envoyer votre notification réalisée pendant l'intervalle du voyage sindrômique et ses catégories – diarrhée grave, crise ictérique de Rome, fièvre hémorragique grave , troubles respiratoires, troubles neurologiques, insuffisance rénale et autres syndromes ; b) les cas regroupés, constituant une situation épidémique, pour les actes qui ne sont pas constamment inscrits dans la liste des actes de notification obligatoire ; c) les cas regroupés par les opérations effectuées par le LDNC, lorsque le volume des notifications peut être compromis ou utilisé par le système d'information dans les actions d'enregistrement individualisées des cas.

Il est stipulé que la notification des dommages causés par la LDNC doit être accordée entre les trois niveaux de gouvernement, ainsi que pour le début de la notification des cas agrégés quant à leur terme. Moins de 10 % des cas où la police de la LDNC doit être enquêtée et cadastrée par Sinan, en utilisant le module de notification individuelle, mais également les personnes collectées et traitées par des experts biologiques pour ces cas notifiés individuellement.

- Critiques de cohérence

Les informations relatives aux critiques de cohérence et à la gestion des relations avec Sinan-Windows, pour chaque problème spécifique, ont défini les activités techniques de la coordination de la surveillance épidémiologique du Cenepi et de l'antique secrétaire politique du ministère de la Santé. L'objet de l'initiative diminue le nombre d'incohérences présentées dans la notification et la confirmation des cas, comme, par exemple, les données de notification antérieures aux données du début des symptômes ou aux données de diagnostic. Foram a élaboré, pour chaque élément spécifique, des dictionnaires de données relatifs à la liste des variables du banc de données de Sinan-Windows, pour informer les utilisateurs du système sur les caractéristiques des variables – nom, extension, type (caractère, numéro rica ou data), rotina/crítica de cohérence relacionada –, facilitant l'utilisation des bases de données d'analyses statistiques, liées à l'utilisation d'autres applications du domaine public ou non.

- Analyse des données et des relations avec cette personne

Il n'est pas nécessaire d'élargir les ressources nécessaires à l'analyse des données de Sinan, en intégrant l'application Tabwin, un programme informatique développé par Datasus, qui permet un tableau rapide des deux variables du système, ainsi que la présentation des résultats dans les graphiques et les cartes. Cette option était également critiquée par les utilisateurs qui, selon leur stratégie, ont des difficultés à gérer les tableaux, mais l'utilisation de l'application exige une formation spécifique. Cependant, l'effort initial était compensé par l'amplification des ressources disponibles pour l'analyse et supervaut tout ce qui est attendu d'un module d'analyse qui pourrait être développé par Sinan. L'inclusion de certains rapports de tabulation de données pour des aspects spécifiques présents est comme une alternative aux limites de Tabwin, et, en outre, comme une tentative de répondre aux demandes spécifiques des professionnels techniques. En tant qu'agences techniques, nous sollicitons l'inclusion de données prédéfinies pour la gestion des tableaux, ainsi que le relevé temporel, géographique et la discrimination entre les cas notifiés et les cas résidents, permettant une avaliação générale des activités de surveillance de certains programmes de contrôle des graves.

- Migration de la base de données

Dans le cadre du processus de préparation des bases de données de Sinan-DOS pour la migration vers Sinan-Windows, les dictionnaires de migration orientés par l'utilisateur sont construits en fonction des caractéristiques des différentes migrations. Certains domaines techniques du Ministère de la Santé ont développé des rotinas padronizadas dans Epi-Info 6.04c (archives exécutées,.pgm), qui contiennent des critiques principales, pour être réalisées au moment de la migration. Entre-temps, l'application la plus étendue de vos ressources a été compromise par la découverte de l'utilisation d'Epi-Info par diverses coordinations et domaines techniques de surveillance épidémiologique des secrétaires d'État et des municipalités de Saúde.

Les rotations de révision et de correction des enregistrements incohérentes sont notées, au moment de la migration de la base de données de Sinan-DOS pour Sinan-Windows. Foram importados apenas os ocujas variáveis não apresentavam incohérence, seja em relação aux variáveis considéradas como chaves para identificação do caso no Sinan-Windows (numéro de notification, données de notification, attention et unité de saúde de atendimento), seja em relation àquelas variáveis définidas como campo de preenchimento obrigatório, ou ainda aquelas cujas criticas foram introduits na entrada de dados.

Le rapport d'incohérence de l'importation peut être identifié de manière à ce que les cas où vous n'avez pas migré et le motif de la demande, il est possible, de cette façon, que l'utilisateur corrige la base de données dans Sinan-DOS pour que, ultérieurement, la rotation des importations soit rejetée. Et ces cas sont inclus dans la base de données de Sinan-Windows.

Chapitre 4
Informations sur le santé (TABNET)
Marcello Henrique Araujo Da Silva
Victor Gomes Masciel

Le système d'informations de santé (TabNet) est un outil de tabulation développé pour les DONNÉES qui permettent de tabuler en ligne les données et la génération de plans, avec rapidité et objet, à partir de la base de données du SUS, ou seja, les données de réception totales sont malgré les actions et les services publics de santé (ASPS) des États fédéraux déclarés dans les SIOPS.

Ce tableau permet de sélectionner et d'organiser des données conformes à l'objet de la recherche, en les associant à des tableaux de cartes, avec la possibilité de visualiser et de télécharger des informations spatiales. C'est un recours valable, disponible sur Internet, qui sert d'action politique et d'actions de santé en viabilisant divers types de consultations permettant la transparence et la visibilité des données des gastos avec la santé.

Les éléments suivants sont considérés comme essentiels pour permettre une plus grande utilisation du programme :

• Ser suffisamment rapide, de manière à permettre le tableau des grandes masses de

dados em servidores linha Intel, equipamentos de baxo custo;

• Interface simple d'interaction avec l'utilisateur concentrée sur toutes les options de

tabulação em un único questionário - FORM (formulaire HTML);

• Forme ouverte d'inclusion de nouvelles définitions d'archives et de tableaux de conversion

de variáveis sem modifiero programa, de maneira a permitir que, no campo, os usuários o

utiliser pour réaliser des tableaux d'autres types de .DBF ;

• Concaténer logiquement les archives de l'année ou les différentes séries produites

historiques dos dados ;

• Transférer à l'utilisateur, via Intranet ou Internet, les données au format TABWIN

pour permettre à nos hommes de les intégrer dans une même planilha dados de bases différentes,

calculer des indicateurs, et produire des graphiques et des cartes à partir de ces informations.

Les DONNÉES disposent d'informations qui peuvent servir aux analyses secondaires des objectifs de la situation sanitaire, aux décisions fondées sur des preuves et à l'élaboration de programmes d'actions sanitaires.

Les mesures de l'état de santé de la population sont une tradition dans le monde public. Vous avez débuté avec le registre systémique des données de mortalité et de survie (Estatísticas Vitais – Mortalidade e Nascidos Vivos). Grâce aux avancées dans le contrôle des maladies infectieuses (informations épidémiologiques et morbidité) et avec une meilleure compréhension de la conception de la santé et de ses déterminants de la population, l'analyse de la situation sanitaire passe par l'intégration d'autres dimensions de l'état de santé.

Les données de morbidité, d'incapacité, d'accès aux services, de qualité d'attention, de conditions de vie et de conditions ambiantes correspondent aux mesures utilisées dans la construction des indicateurs de santé, qui sont transmises aux informations pertinentes pour la quantification et la disponibilité des informations en santé.

Cette section contient également des informations sur l'assistance à la santé de la population, les cadres (Rede Assistencial), les réseaux hospitaliers et ambulatoires, le cadre des établissements de santé, ainsi que des informations sur les ressources financières et les informations démographiques et socio-économiques.

D'autre part, dans Saúde Suplementar, il y a des liens présentés pour les pages d'informations de l'Agence Nationale de Saúde Suplementar – ANS.

- Indicateurs de Saúde et Pactuações ;
- Indicateurs et données de base – BID ;
- Rôle de directives, objets, métas et indicateurs 2013-2015 – Édition 2015 ;
- Rol de Diretrizes, Objetivos, Metas e Indicadores 2013-2015 – Resultados passíveis de apuração quadrimestre – 3º quadrimestre 2015 ;
- Rol de Diretrizes, Objetivos, Metas e Indicadores 2013-2015 – Édition 2014 ;
- Rol de Diretrizes, Objetivos, Metas e Indicadores 2013-2015 – Édition 2013 ;
- Transition Pacto pela Saúde et COAP – 2012 ;
- Pacto pela Saúde – 2010/2011;
- Pactos de Atenção Basica ;
- Indicateurs Municipais ;
- Assistance à Saúde;
- Production Hospitalière (SIH/SUS) ;
- Production Ambulatoire (SIA/SUS) ;
- Imunizações – depuis 1994 ;
- Atenção Basica – Saúde da Família – de 1998 à 2015 ;
- Vigilância Alimentar e Nutricional;
- Conjunto Minimo de Dados (CMD);
- Épidémiologie et morbidité ;
- Morbidade Hospitalière du SUS (SIH/SUS);
- Cas du Sida – Depuis 1980 (SINAN);
- Cas de Hanseníase – Depuis 2001 (SINAN);
- Cas de tuberculose – Depuis 2001 (SINAN);
- Doenças et Agravos de Notificação – 2007 à Diante (SINAN) ;
- Doenças e Agravos de Notificação – 2001 à 2006 (SINAN) ;
- Notifications des cas suspects de SCZ – depuis 2015 ;
- Programme de contrôle de l'esquistossomose (PCE);
- État Nutricional (SISVAN);
- Hypertension et diabète (HIPERDIA);
- Cancer du col de l'utérus et de la mère (SISCOLO/SISMAMA);
- Système d'information sur le cancer – SISCAN (colo do utero e mama) ;
- Temps passé au début du traitement oncologique – PAINEL – oncologie ;
- Réduire l'assistance ;

- CNES – Établissements ;
- CNES – Recursos Físicos ;
- CNES – Recursos Humanos depuis août 2007 – Ocupações classificadas pela CBO 2002 ;
- CNES – Recursos Humanos jusqu'en juillet 2007 – Occupations classificadas pela CBO 1994;
- CNES – Équipes de Saude ;
- Pesquisa Assistência Médico Sanitária AMS 2002;
- Pesquisa Assistência Médico Sanitária AMS 1999;
- Pesquisa Assistência Médico Sanitária AMS 1992;
- Pesquisa Assistência Médico Sanitária AMS 1981 à 1990;
- Estatísticas Vitais;
- Nascidos Vivos – depuis 1994;
- Mortalité – depuis 1996 par CID-10 ;
- Painéis de surveillance (SVS);
- Correção et redistribuição des óbitos deuxièmement à Pesquisa de Busca Ativa ;
- Mortalité – 1979 et 1995, par CID-9 ;
- Cancer (sítio do Inca);
- Démográficas et Socioeconômicas;
- Population résidente ;
- Éducation – Recensements 1991, 2000 et 2010 ;
- Trabalho e renda – Recensements 1991, 2000 et 2010 ;
- Produit Interno Bruto;
- Saneamento - Recensements 1991, 2000 et 2010 ;
- Inquéritos et Pesquisas;
- PNS – Étude Nationale de Saúde – 2013 ;
- PNAD – Pesquisa Nacional por Amostra de Domicílios : Questionário basico ;
- PNAD – Étude Nationale pour l'Amostra de Domicílios : Suplemento Saúde ;
- VIGITEL – Vigilance des facteurs de risque et de protection pour les personnes chroniques par demande téléphonique ;
- VIVA – Vigilância de violences et acides;
- Inquérito Domiciliar de Fatores de Risco para Doenças e Agravos não Transmissíveis – 2002/2003 ;

- Inquéritos de Saúde Bucal – 1996;
- Inquérito Nacional de Prevalência da Esquistossomose e Geo-helmintoses 2011/2015 ;
- Saúde Supplémentaire (ANS);
- Informations financières ;
- Recursos Federais do SUS (par Município);
- Valeurs de l'approvisionneur de production SUS (par Prestador) ;
- Guide d'autorisation de paiement ;
- Statistiques d'accès à TABNET.

Chapitre 5
Système national de gestion des produits contrôlés (SNGPC)
Marcello Henrique Araujo Da Silva

Le Sistema Nacional de Gerenciamento de Produtos Controlados, ou SNGPC, surveille en tant que mouvement Mentos sujeitos à Portaria 344/1998 (como os entorpecentes e os psicotrópicos) et os antimicrobiens (Figure 1).

La SNGPC a remplacé progressivement, entre 2007 et 2008, l'écriture traditionnelle, en tant qu'informations créées par l'entreprise, par l'écriture obligatoire électronique, avec la transmission des données pour l'Anvisa.

Le suivi des habitudes de prescription et de consommation de ces médicaments ne peut contribuer, dans aucun pays, aux décisions réglementaires et aux actions éducatives à promouvoir les personnes qui composent le système national de surveillance sanitaire.

Figure 1 – Page initiale du Sistema Nacional de Gerenciamento de Produtos Controlados (SNGPC).

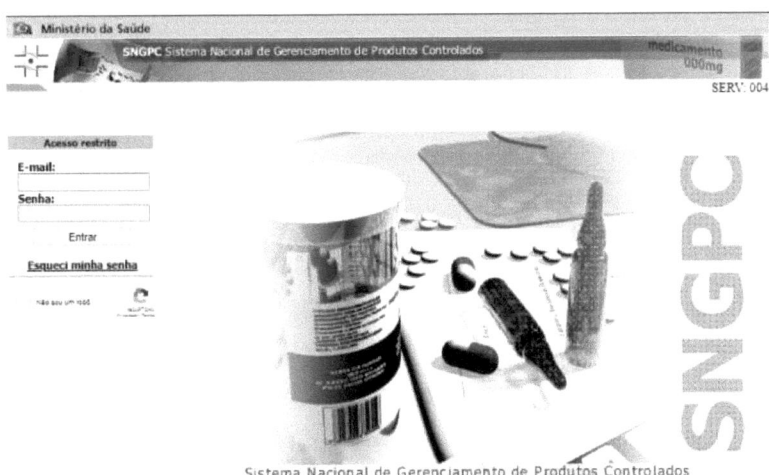

Destaco que l'ANVISA a publié la Résolution de la Direction Scolaire - RDC n° 586, du 17 décembre 2021 que :

« *Dispõe sobre a suspensão temporária, por tempo indeterminado, dos prazos previstos nos §3° et §4° do art. 10 de la Résolution de la Diretoria Colegiada - RDC n° 22, du 29 avril 2014, qui établit l'utilisation du Système National de Gestion des Produits Contrôlés - SNGPC, pour les fermes et les médicaments, comme un système d'information sanitaire pour l'écriture de Données de production, de manipulation, de distribution, de prescription, de dispensation et de consommation de médicaments et de produits pharmaceutiques.*

Même l'envoi de la vente de médicaments psychiatriques et antibiotiques est prévu à l'heure actuelle et il n'existe aucune législation vigente sur le sujet actuel. Nous avons décidé d'inclure la description de la licence ainsi que les orientations techniques présentées sur le site propre de l'ANVISA sur le SNGP, mais nous sommes accrédités après la révision du RDC 586/2021 qui revient à la normalité. Ensuite, continuez vers les orientations du site de l'ANVISA que vous pouvez également trouver sans lien. (Accès : http://portal.anvisa.gov.br/sngpc/desenvolvedores).

1. Quelle est la différence entre le cadastre et la créance ?

Conformément au RDC n° 22 du 29 avril 2014, il y a deux types de cadastres destinés aux publics différents qui sont nécessaires pour accéder au Système National de Gestion des Produits Contrôlés (SNGPC), à savoir :

Cadastre des entreprises : identification et inclusion des données de l'entreprise dans le système mbito da Anvisa. Ce n'est pas le cas de la SNGPC, en tant qu'entreprises, principalement en tant que sociétés pharmaceutiques et pharmaceutiques.

Accès au cadastre des entreprises : http://portal.anvisa.gov.br/ > Serviços da Anvisa > Cadastramento de Empresas > Accès au service.

Cadastre de l'organisme de surveillance sanitaire : identification et inclusion des données de l'organisme de surveillance et de l'autorité sanitaire dans le cadre des institutions de l'Anvisa.

Accès au Cadastro de Instituições : http://portal.anvisa.gov.br/ > Serviços da Anvisa > Vigilâncias Sanitárias > Cadastro de Instituições > Acesso o Serviço.

Ensuite, avec la résolution référée, l'accréditation est l'adhésion à l'établissement à la SNGPC lors de la réalisation de l'inventaire initial et de l'envoi par le pharmacien responsable technique (RT) et de réception sur la base des données de l'Anvisa.

2. Qu'est-ce que le CNAE Fiscal et qu'est-ce qui est lié aux activités agricoles?

Le CNAE est une Classificação Nacional de Atividade Econômica da Empresa. Il s'agit d'un code composé de plusieurs chiffres, qui constitue le composant de l'inscription et de la situation cadastrale du CNPJ, comme le « Code et description de l'activité économique principale ».

Les codes du CNAE pour les médicaments et la pharmacie sont : 4771701, 4771702 et 4771703, dans la version actuelle. Dans la version antique, les codes sont les suivants : 5241801, 5241802 et 5241803. Dans aucun cas du CNAE, dans la version antique, le système de cadastre ne demandera une mise à jour.

Dans le cas où le système d'information du CNAE est invalide, la première étape pour résoudre le problème est de confirmer que le CNAE est crypté et qu'il n'y a pas de carte du CNPJ de l'entreprise. En cas de confirmation, entrez en contact avec l'agence au 0800-642-9782. Ce processus doit également être utilisé dans les cas de modification de la CNAE Fiscal par l'initiative de l'entreprise. Cependant, nous réaffirmons qu'une certaine modification sera effectuée avec la nouvelle CNAE en collaboration avec le système CNPJ du Secrétariat de la Recette Fédérale.

Nous nous dirigeons vers la Vigilância Sanitária de votre localité quant aux procédures d'obtention de la Licença Sanitária, rapidement pour les activités liées aux codes CNAE. Cette licence est liée à l'activité de l'entreprise et, si elle modifie la carte CNPJ, elle est nécessaire pour qu'elle soit également modifiée par la Vigilância Sanitária Local.

Observations :

i) Si les options de performances de la SNGPC ne sont pas visualisées lorsqu'une entreprise ne possède pas le CNAE de pharmacie et de ferme, elle peut ouvrir des entreprises avec la CNAE de pharmacie et de ferme qui peuvent accéder à la SNGPC. Dans ce cas, la solution consiste à entrer en contact avec la Receita Federal do Brasil et à solliciter l'inclusion de plus du CNAE, même du jour (CNAE secondaire). Après avoir obtenu la nouvelle CNAE, contactez-nous au 0800-642-9782 de l'Anvisa pour modifier le CNAE avant le cadastre de l'Anvisa.

ii) Dans les cas où il n'est pas possible d'obtenir un CNAE secondaire, il est nécessaire de présenter une justification et un accord formel auprès de l'autorité sanitaire locale pour les effets de l'interdiction d'un arsenal de produits sujets au contrôle spécial.

3. Pouvez-vous cadastrar un filial sem que a matriz já esteja cadasrada no SNGPC ?

Non. Semper se deve cadastrar primeiramente a matriz. Le cadastre filial quelque peu est possible après avoir effectué le cadastre de l'entreprise matriz.

4. Comment réaliser le cadastre d'une entreprise Matriz e Filial ?

Deve-se cadastrar initialement une entreprise matriz. Le cadastre de l'entreprise filiale doit être fait dans le cadastre de l'entreprise matriz.

Pour plus d'informations, accès : http://portal.anvisa.gov.br/cadastramento-de-empresa

5. Que devez-vous être cadastrado comme Responsável Legal (RL), Responsável Técnico (RT) et Representante Legal (RepL) ?

Il s'agit du critère de l'établissement pharmaceutique de la définition des professionnels qui sont des cadastrados comme RL, RT, RepL dans le système de cadastre de l'Anvisa, qui doivent être nos cadastres professionnels dans le SNGPC. Abaixo suit une définition de chaque une de ces désignations :

Responsável Legal : personne physique désignée dans le statut, contrat social ou ata, incumbida de representar, ativa et passivamente, nos atos judiciais et extrajudiciais, ou Agente Regulado - pessoa jurídica.

Responsável Técnico : personne physique légalement habilitée à assurer une couverture adéquate de diverses espèces de processus de production et de prestations de services des entreprises, à chaque établissement. Dans aucun cas, la SNGPC ne doit être toujours un produit pharmaceutique. Assim, le responsable technique pharmaceutique est un professionnel pharmaceutique légalement habilité et inscrit au Conseil régional de l'agriculture, nos termes du lei, chargé de promouvoir l'assistance technique à l'agriculture ou à la drogue.

Représentant juridique : personne physique ou juridique investie de pouvoirs légaux pour exercer ses activités sous le nom d'agent réglementé, en charge de gérer ou d'administrer ses affaires dans le cadre de l'Anvisa.

6. N'avez-vous pas attribué le profil « sngpc-empresa » au Farmacêutico Responsável Técnico dans le système de sécurité de l'Anvisa, comme solution au problème ?

La SNGPC est également responsable de l'accès au système pharmaceutique. Le gestionnaire de sécurité de la société Farmacêutico Responsável Técnico (RT) n'a pas besoin d'attribuer automatiquement le profil « sngpc-empresa ». Nous savons que le courrier électronique du gestionnaire de sécurité doit être différent du courrier électronique cadastrado pour l'entreprise.

Pour attribuer le profil « sngpc-empresa », le gestionnaire de sécurité sera chargé de mettre en œuvre certaines procédures d'habilitation du personnel pharmaceutique responsable. Aucun système de sécurité de l'Anvisa, en cliquant sur « lien vers les utilisateurs », vous verrez apparaître un tel texte avec le titre « Liste des utilisateurs ». Ensuite, cliquez sur l'option « Inclure » qui apparaîtra comme une onde qui devra être numérisée sur le CPF du RT. Ensuite, le gestionnaire de sécurité devra cliquer sur l'option « Explorer ». À ce moment-là, le système de sécurité d'Anvisa sera automatiquement consulté comme les informations pharmaceutiques qui ont été enregistrées par le gestionnaire de sécurité dans le système de cadastre de l'entreprise d'Anvisa. Le gestionnaire de sécurité doit avoir des chiffres à partir de ce téléphone ou par courrier électronique et par courrier électronique et, ensuite, cliquez sur l'option « Inclure ». L'e-mail et les cadastrados seront utilisés par Farmacêutico RT pour accéder à la SNGPC. Il s'agit donc d'un gestionnaire de sécurité qui accédera au lien « attribuer des performances aux utilisateurs » et, sur la page suivante, devra apparaître l'e-mail du pharmacien numérisé dans cette action antérieure. Le gestionnaire de sécurité cliquera sur « Avance » et sur la page suivante sera possible d'attribuer le profil « sngpc-empresa » à Farmacêutico RT.

Accès au système de sécurité : http://portal.anvisa.gov.br/ > Serviços da Anvisa > Mais Serviços > Sistema de Segurança > Accès au service.

7. Quelle est la responsabilité juridique du profil associé au gestionnaire de sécurité pour accéder à la SNGPC ?

Sim. Le gestionnaire de sécurité de l'établissement du cadastre ou du Responsável Legal (RL), comme utilisateur du système de cadastre de l'entreprise d'Anvisa. Il n'y a pas de système de sécurité d'Anvisa, le gestionnaire doit associer le profil « sngpc-rl » à RL.

Accès au système de sécurité : http://portal.anvisa.gov.br/ > Serviços da Anvisa > Mais Serviços > Sistema de Segurança > Accès au service.

8. Comment puis-je me créditer au SNGPC ?

Pour accéder à la SNGPC, l'entreprise doit posséder une AFE (autorização de funcionamento de empresa) et/ou une AE (autorização especial) régularisée, en tant qu'activités autorisées pour l'entreprise.

Cependant, après la publication du report des autorisations (AFE et/ou AE), l'entreprise devra devenir accréditée au SNGPC. L'accréditation du SNGPC s'appuie sur trois étapes, un sabre :

Cadastramento do estabelecimento farmacêutico no sistema de cadastro de empresa da Anvisa. Plus d'informations, accès ou lien : http://portal.anvisa.gov.br/cadastramento-de-empresa ;

Attributions des performances des utilisateurs au système de sécurité d'Anvisa. Plus d'informations, accès ou lien : http://portal.anvisa.gov.br/sistema-de-seguranca ; e

Association du RT pour RL au SNGPC.

Plus d'informations, accès au passo-a-passo lié aux étapes mentionnées précédemment sans lien : http://portal.anvisa.gov.br/sngpc/drogarias

9. La procédure de rénovation de l'AFE et/ou de l'AE n'a toujours pas de retour. La SNGPC va-t-elle bloquer les établissements agricoles avec ce problème ?

Non. La SNGPC ne bloque pas les produits pharmaceutiques/médicaments en cours avec le processus de rénovation d'autorisation en cours ou en attente. Dans ces cas-là, les pharmacies/drogues nécessitent l'accès au SNGPC et réalisent leurs activités dans leur système d'exploitation avec le cadre actualisé, comme les performances définies dans le système de sécurité de l'Anvisa. Il faut savoir que cette activité (le travail avec les médicaments contrôlés et leurs listes respectives) doit être envisagée par l'Autorização de Funcionamento de Empresas (AFE), demandée chaque année conjointement à l'Anvisa para drogarias, car les fermes de manipulation doivent être spécialisées (AE). L'autorisation est exigée par le gouvernement fédéral et continue d'être exigée pour la surveillance sanitaire locale, indépendamment de la condition requise pour l'accès au SNGPC. Il est important de préciser que dans aucun cas, la première concession d'autorisation ou l'établissement ne peut commercialiser les médicaments sujets à un contrôle particulier ou tout médicament avant que la concession de l'AFE/AE soit publié dans le Journal officiel de l'Union.

> Fonctionnalités du SNGPC

1. Comment préparer l'inventaire du SNGPC ?

Pour réaliser l'inventaire, le responsable technique (RT) doit accéder à la SNGPC avec son e-mail et son message, cliquez sur « Envoi de mouvements de produits (xml) » sans lien : http://portal.anvisa.gov.br /sngpc/drogarias, procurer et annexer l'archive de l'inventaire et envoyer au SNGPC. Les établissements qui dispensent tant de produits industriels que de manipulations (assurances) de médicaments contrôlés et d'antimicrobiens doivent insérer tout leur inventaire avant d'envoyer ou d'envoyer à partir du système interne de l'établissement.

Il est recommandé que l'inventaire soit envoyé au final du jour, une fois que l'estoque informé doit correspondre à l'estoque réel des produits (contrôlés et antimicrobiens) que l'établissement possède ces données. D'autre part, si une donnée de l'inventaire informé apparaît, elle ne peut pas être écrite ultérieurement et doit être calculée pour l'actualisation de cette information.

Il est recommandé que l'inventaire soit envoyé à la fin du jour ou à la fin de la semaine, mais qu'il soit conseillé de ne pas réaliser les mouvements d'achat et de vente de médicaments/assurances dans le jour. L'inventaire doit être conforme à votre état physique réel du jour, et la transmission du premier fichier XML de mouvement doit être comparée aux données initiales du jour qui suivent les données de l'objet informé dans l'inventaire prévu. L'envoi de l'inventaire ne peut pas être effectué lors de la finalisation.

Exemples:

Fichier XML de l'inventaire envoyé le 16/04/2013 – 1 º fichier XML de mouvement pour la période initiale du 17/04/2013

Fichier XML de l'inventaire envoyé le 22/04/2013 – position du 16/04/2013 et fichier XML de mouvement pour la période initiale du 17/04/2013

Fichier XML de l'inventaire envoyé le 23/04/2013 – position de l'objet le 17/04/2013 et fichier de mouvement du 18/04/2013

Les montants inscrits dans la SNGPC sont ceux de la DCB (dénomination commune brésilienne) et en quantités gramas.

2. L'inclusion des données de l'inventaire initial et des mouvements d'entrée et des données qui seront faites pour la numérisation ou seront réalisées par les archives générées par le logiciel établi adapté au clavier XML ?

Tanto que les mouvements d'entrée et de livraison des médicaments/insumos comme l'inventaire doivent être envoyés par un archive au format XML (structure et extension) pour l'Anvisa, via Internet, sont conformes à la législation en vigueur.

Avec la nouvelle version du SNGPC, la confirmation de l'inventaire sera faite pour l'envoi de l'archive « XML-inventaire », informant de l'état physique des médicaments se référant à des données identiques ou supérieures à la finalisation de l'ancien inventaire.

S'il n'est pas possible de réaliser la transmission de « l'inventaire XML » à partir de mes données de finalisation, elles peuvent également être transmises dans ces (6) jours suivants, une fois que les données de l'inventaire peuvent être correspondantes à cet (7) jour antérieures aux données de transmission de l'archive « XML-inventaire », évitant que l'établissement pharmaceutique soit un intervalle d'envoi de sa transmission entre la finalisation et la confirmation d'un nouvel inventaire.

3. Pouvez-vous envoyer les données des médicaments et des médicaments dans des fichiers XML différents ?

Non. Aujourd'hui, lors de la transmission électronique des données de médicaments et de médicaments, elles doivent être réalisées de manière unique, c'est-à-dire que les données de mouvement (entrée et sortie) doivent être consignées dans mon fichier XML, en référence à la période considérée et au respect de la pratique, au minimum, 1 (um) jour et, au maximum, 7 (sete) jours consécutifs, donc il n'y a pas de mouvements d'entrée et il est dit de prendre des médicaments et/ou des médicaments pendant toute la période. Cette recommandation, également, s'applique à l'envoi de l'inventaire initial, au cas où l'établissement pharmaceutique commercialise des médicaments et des médicaments.

4. Que faire quand vous avez des médecins sur le numéro d'enregistrement des médicaments ?

Le Farmacêutico Responsável Técnico doit réaliser les actions suivantes :

1 - accéder au processus suivant : http://consultas.anvisa.gov.br/#/medicamentos/

2 - chiffrer le numéro d'enregistrement ou le nom commercial du produit ou le nom du principe actif et cliquer sur consulter ;

3 - cliquez sur le nom du médicament ; e

4 - consultez le numéro d'enregistrement, ou ce qui devrait être avec 13 chiffres conformément à la présentation commerciale.

5. Précisément récupérer mon inventaire, comment le faire ?

Pour récupérer l'inventaire, le responsable technique doit accéder au SNGPC et cliquer sur Télécharger l'inventaire XML (le menu sera affiché si l'inventaire est alors finalisé). Cette récupération peut être effectuée de deux manières :

I) si l'invention est exactement la même que l'inventaire finalisé, il sera nécessaire de l'éditer pour inclure les données, les sauvegarder et les compresser ; e

II) Dans le cas où l'inventaire récupéré nécessite d'ajuster peu la quantité ou la description de beaucoup de choses, vous pourrez copier et ouvrir le XML dans un éditeur de texte.

Feita comme adéquations nécessaires, zipar e enviar. Il y a également une option de développement qui créera une forme spécifique de récupération et de modification de l'inventaire.

6. Comment envoyer un fichier XML ?

Les archives XML de mouvement et d'inventaire peuvent être envoyées de deux manières, à savoir :

A. Sur la page électronique de SNGPC, sur l'option « Envoi de mouvements de produits (xml) », sans lien : https://sngpc.anvisa.gov.br/webservice/sngpc_consulta/upload.aspx ; e

B. Pour moi, le logiciel de l'entreprise qui permet l'envoi direct de l'archive XML, conformément à ce qui a été établi par le développeur du logiciel. Nous saluons dans ce cas, aujourd'hui, pour l'envoi d'un fichier XML, il est obligatoire d'afficher la connexion et de faire appel à RT pour procéder à l'envoi.

7. Pouvez-vous envoyer des fichiers XML en blanc ?

Cependant, mais quelques-uns des cas suivants : I) lorsque le RT revient à la période d'activité de l'établissement et qu'il n'y a pas d'entrée ou d'antimicrobien ; e II) lorsqu'il n'y a pas de mouvement d'entrée et de prise de médicaments/insumos.

8. Pouvez-vous transmettre des fichiers XML de manière centralisée dans un réseau de pharmacie et/ou de drogue ?

Ainsi, à cause de la responsabilité technique de la ferme/drogaria avec le profil « sngpc-empresa » face à la transmission des archives XML correspondants à votre établissement et à cause de la réalisation de l'écriture de forme indépendante dans chaque établissement pharmaceutique correspondant et à rede.

9. Comment avez-vous besoin de délais correctifs pour l'envoi des fichiers XML ?

Pour l'envoi des documents XML en ce qui concerne les mouvements d'entrée et les indications des médicaments/insumos pharmaceutiques, il est nécessaire d'observer les aspects suivants :

- 1º envoi après l'huile de l'inventaire :

Le premier fichier XML de mouvement doit être comparé aux données initiales et à la suite des données fournies dans l'inventaire correspondant ;

- 2º envoi en direction:

Cela dépend de la dernière fois que la période sera envoyée au dernier fichier XML ajouté. À partir de là ou de l'envoi des archives XML, vous devrez suivre les séquences séquentielles.

10. L'inventaire XML a-t-il été créé comme des données renseignées lors de la réalisation de mon projet ?

Non. Le responsable technique (RT) peut informer les données de l'inventaire jusqu'à la fin de l'inventaire final, conformément à l'article 10 du RDC nº 22/2014. Par exemple, étant donné que RT finalise l'inventaire pour ajuster le 25/04/2013, avant d'avoir finalisé la dernière période traitée au SNGPC le 21/04/2013, le RT sera terminé le 01/05 pour envoyer l'inventaire dodia 25/04. Ces données d'inventaire doivent toujours être identiques ou supérieures aux données de la dernière finalisation de l'inventaire.

11. Quelle est la différence entre les termes « réception », « validé » et « achat – si ou non » dans la fonctionnalité « statut de transmission » du SNGPC ?

Il est important de comprendre les étapes lorsque vous passez à un fichier XML (inventaire ou mouvement) lorsqu'il est envoyé par Farmacêutico Responsável Técnico (RT). Comme étapes são:

1. Fichier « reçu » : lorsqu'un fichier est transmis par RT à SNGPC et est au format XML et les données corretas, apparaîtront immédiatement sur le message suivant : « fichier reçu avec succès ». Attention : le fait que l'archive soit « reçu avec succès » ne signifie pas qu'il a déjà été cuit et traité à la base des données de l'Anvisa.

2. Fichier « validé » : le fichier reçu passe par un processus de validation. Durant ce processus, l'archive sera « ouverte » et votre contenu sera automatiquement confié au serveur qui arme les données du SNGPC.

3. Arquivo « aceito » – « si ou não » : après avoir conclu la validation, l'arquivo peut être aceito ou non. Il y a des informations qui ne sont pas compatibles avec les informations précédentes ou qui existent dans des champs en blanc, des informations incorrectes, des chiffres erronés, etc. (est) cet archivage n'est pas aceito.

Attention : Après la transmission de l'archive XML de mouvement ou RT, vous devrez accompagner votre mise à jour de la fonctionnalité « Statut de transmission ». Et l'accompagnement de l'inventaire doit être visualisé avec la fonction « Historique de l'inventaire ».

12. Comment les pertes de médicaments et de médicaments doivent-elles être informées du SNGPC ?

Tous les perdants doivent être informés par mon archivage XML, en respectant les cas suivants :

a) vencimento do produto ;

b) recolhimento pela autoridade sanitária ;

c) roubo/furto ;

d) accident ;

e) desvio de qualidade;

f) exclusion de la Portaria SVS/MS n° 344/1998 ;

g) colleta pour le contrôle de la qualité ;

i) ne perdez aucun processus ; e

h) dévolution au fabricant ou au fournisseur/distributeur

13. Quand utiliser la fonctionnalité « Ausência » dans le SNGPC ?

Il existe un champ spécifique au SNGPC pour le Responsável Técnico (RT) informant ses périodes d'activité de l'établissement pharmaceutique. Cette fonctionnalité « Ausência » doit être utilisée par les établissements qui possèdent un technicien pharmaceutique responsable. Nous savons qu'au cours de cette période, l'établissement pharmaceutique ne peut pas réaliser d'achat et de vente de médicaments sujets à un contrôle spécial. Pour plus d'informations sur ce processus, consultez le point n° 15 de l'article Fonctionnalités du SNGPC.

14. Comment savoir quand le Farmacêutico Responsável Técnico précise être substitué ?

Conformément à l'Artigo 12 du RDC n° 22/2014 :

Art. 12. Le remplacement définitif ou éventuel de la responsabilité technique pharmaceutique dans la SNGPC doit être précédé de la finalisation de l'inventaire, de façon à ce que les transmissions de l'écriture puissent assurer la continuité du remplacement ou de la nouvelle responsabilité pharmaceutique de la société.

§ 1° L'entrepreneur en chef de cet article a la nouvelle responsabilité technique pharmaceutique ou le remplaçant doit confier l'inventaire préalablement finalisé.

§ 2° Dans les cas où il y a divergence entre les données de l'inventaire finalisé antérieurement et celles qui existent non établies, ou le substitut ou la nouvelle responsabilité technique pharmaceutique doit corriger son inventaire avant de démarrer ses activités et informer l'autorité sanitaire locale.

Dans la pratique, la procédure à suivre est :

1. Le responsable technique (RT) imprime l'inventaire et le logo avant de réaliser la finalisation de cet endroit ;

2. Le gestionnaire de sécurité accède au système de sécurité sans lien et retire le profil « sngpc-empresa » de la responsabilité technique antérieure ;

https://www1.anvisa.gov.br/segurancaLogin/execute/startLogin?urlSolicitado=/segurancaWeb/execute/startMenu

3. Le gestionnaire de sécurité du cadastre ou du nouveau RT dans le cadastre de l'entreprise Anvisa, sans lien http://www9.anvisa.gov.br/recadastramento/Login.asp

4. Le gestionnaire de sécurité accède au système de sécurité sans emprunter ni attribuer le profil « sngpc-empresa » à nouveau RT ;

https://www1.anvisa.gov.br/segurancaLogin/execute/startLogin?urlSolicitado=/segurancaWeb/execute/startMenu

5. L'accès légal responsable à la SNGPC depuis https://sngpc.anvisa.gov.br/ et cliquez sur « Associar Responsável Técnico », puis sélectionnez la nouvelle responsabilité technique et cliquez sur « Associar » ;

6. Un nouvel accès RT au SNGPC.

Pour récupérer l'inventaire, vous devez accéder à SNGPC et cliquer sur Créer un inventaire XML (le menu sera alors affiché si l'inventaire est finalisé).

Dans la version actuelle, l'inventaire passe à être fait par mon archive XML, alors, ou RT ces deux options, essayez de créer un inventaire XML, si vous souhaitez récupérer le dernier inventaire, ou créer un inventaire actualisé dans le système agricole et envoyer pour le SNGPC.

L'interface du programme d'établissement n'est pas exécutée, cela signifie également qu'il n'y a pas de procédure exécutée par les programmes des établissements. Chaque système peut exiger une procédure déterminée pour la finalisation de l'inventaire.

Important : certaines vérifications sanitaires locales exigent que, toujours, la finalisation de l'inventaire (indépendamment du motif) soit informée par Visa. Par conséquent, Anvisa suggère que le RT justifie la finalisation de l'inventaire pour un visa local.

Observation :

I) Aucun cas de substitution définitive n'est nécessaire que l'entreprise fasse une demande pour l'assurance de « Modification de l'AFE pour la gestion de la responsabilité technique » et le flux final sera modifié en ce qui concerne les documents d'instruction qui doivent être pris en compte ; e

II) Si le RT ne finalise pas l'inventaire, lorsque la responsabilité juridique modifie la responsabilité technique, l'inventaire est automatiquement finalisé.

15. Qu'est-ce qui devrait être la procédure dans nos cas de férias de Responsável Técnico comme un substitut ?

Lorsque le responsable technique (RT) entre dans les fêtes et n'existe pas, RT doit être remplacé par la procédure suivante :

La première étape est de RT entrer dans le système, avec votre e-mail et votre message. Ensuite, recherchez la fonctionnalité « ausência ». Après cela, des options de tempo apparaissent (dans la journée), et RT doit rechercher l'option de référence dans votre cas.

Exemple : RT va utiliser les férias du 1er au 30 octobre. Au final, le 30 septembre, envoyez un fichier XML avec les mouvements du jour 30 du mois de référence. Ensuite, le RT informa ausência, conforme à la description antérieure. Lorsque RT revient au travail, le 31 octobre, il envoie en même temps les archives avec des mouvements (vazios) référents à la période d'activité. Il est important de souligner que cette situation n'a pas nécessité de finalisation de l'inventaire.

Nous nous souvenons que lorsque RT revient à l'établissement, ou RT doit envoyer les fichiers XML pendant la période de référence, nous savons que ces fichiers doivent être contrecarrés par les mouvements des antimicrobiens.

En ce qui concerne les médicaments soumis à un contrôle spécial, conformément à la Portaria 344/98, il ne faut pas informer le mouvement pendant une certaine période, mais l'article 17 de la loi 5.991/1973 est incompatible avec le fait que « le fonctionnement de la pharmacie et du médicament sera parfois autorisé sans aide. Le technicien responsable, ou son remplaçant, a lieu pendant trois jours, période où il n'y a pas de formules magistrales ou officielles dans la vente de médicaments soumis à un régime de contrôle spécial » et l'article 11 du RDC n° 22/2014 décrive « À défaut de substitut pharmaceutique, l'écriture doit être obligatoirement transmise à la fin des périodes d'activité de la responsabilité technique pharmaceutique, pour l'envoi des marchandises avec mouvement de médicaments soumis à un contrôle spécial, conformément au Portaria SVS/MS n° 344/19 98, ou à ce qui précède un substituí -la.

La commercialisation des antimicrobiens peut parfois intervenir dans l'utilisation de produits pharmaceutiques responsables techniques lorsqu'ils sont authentifiés, mais ils seront retournés après cette période et seront responsables de leur transmission. En aucun cas, la responsabilité technique et, par conséquent, la responsabilité technique pharmaceutique ne peuvent permettre la commercialisation de médicaments sous contrôle spécial, conformément à la précédente Portaria SVS/MS n° 344/98, ainsi qu'aux antimicrobiens, conformément au RDC n° 20/2011. .

16. Quand la RT devra-t-elle finaliser l'inventaire du SNGPC pour l'ajuster ?

Nous vous informons que la finalisation du réglage doit être une exception. La Responsável Técnico (RT) devra finaliser l'inventaire pour ajuster nos cas afin que l'inventaire physique soit différent de l'inventaire de la SNGPC. L'option de finalisation de l'inventaire sera disponible toujours pour qu'un nouvel inventaire XML soit pris en compte. Cette fonctionnalité peut être utilisée dans les cas suivants (motifs de finalisation) : ajustement de l'inventaire, troca de RT, baixa de responsabilidade técnica, engagement de l'activité avec contrôle ou par détermination de l'autorité sanitaire.

Pour régler l'inventaire ou RT, vous devez finaliser, en cliquant sur l'option « Finalisation de l'inventaire » dans le menu des fonctionnalités à côté de celui-ci, vers le téléphone SNGPC. Vous devez sélectionner comme justification pour finaliser l'option « au juste inventaire ». Aucune ouverture de l'inventaire ne garantit que vous n'avez pas pu acheter et/ou vendre des médicaments. Au contraire, l'inventaire a été commis par erreur en relation avec la physique de la ferme.

Ensuite, vous devez cliquer sur « Créer un inventaire XML (le menu sera affiché si l'inventaire est alors finalisé). Dans la version actuelle, l'inventaire passe à être fait par mon archive XML, alors, ou RT ces deux options, essayez de créer un inventaire XML, si vous souhaitez récupérer le dernier inventaire, ou créer un inventaire actualisé dans le système agricole et envoyer pour le SNGPC.

Ensuite, l'inventaire devrait être envoyé dans le menu en sélectionnant l'option « transmission de l'archive XML ».

Après l'inventaire, les archives XML de mouvement peuvent être envoyées comme des données postérieures aux données informées dans l'archive de l'inventaire prévue. Par exemple, nous pouvons dire que le dernier inventaire fait référence au 16/04/2013 ou que le premier inventaire devrait avoir des données initiales identiques au 17/04/2013.

O RT devra manter les archives/provas qui justifient la finalisation de l'inventaire, aux fins de fiscalisation de la surveillance sanitaire locale.

L'interface du programme d'établissement n'est pas exécutée, cela signifie également qu'il n'y a pas de procédure exécutée par les programmes des établissements. Chaque système peut exiger une procédure déterminée pour la finalisation de l'inventaire.

Important : certaines vérifications sanitaires locales exigent que, toujours, la finalisation de l'inventaire (indépendamment du motif) soit informée par Visa. Par conséquent, Anvisa suggère que le RT justifie la finalisation de l'inventaire pour un visa local.

17. O RT peut-on envoyer des fichiers XML de mouvement référencés aux données transmises à des fins d'inventaire dans le dernier inventaire ?

Non. Si le dernier inventaire a été réalisé, par exemple, en référence à l'époque du 16/04/2013, le premier inventaire devrait avoir des données initiales identiques au 17/04/2013. Alors que les mouvements d'entrée et les déclarations antérieures en rapport avec les données (16/4/2013) devraient être informés de la vigilance locale, sous la forme de la définition (notes et recettes, livres ou impressions des relations de votre système), une fois que ce n'est pas le cas il est possible d'écrire sur SNGPC.

18. O RT peut-il vérifier le contenu des fichiers XML envoyés à SNGPC ?

Sim. Le responsable technique (RT) peut faire cette vérification de la forme suivante :

I) vous devrez accéder à la page SNGPC > statut de transmission > hashIdentification des données de l'archive souhaitée ;

II) cliquez sur « hashIdentificação » pour obtenir les informations souhaitées ;

III) utiliser les touches CTRL+F pour ouvrir un champ de recherche/busca ; e

IV) fará a busca nesse campo de pesquisa pelo número de registro MS/lote/insumo desejado (coloque apenas números no campo de busca).

19. L'établissement va-t-il exercer ses activités et sa responsabilité technique (RT) en matière de savoir-faire : comment faire en sorte que les médicaments et/ou les assurances pharmaceutiques soient contrôlés ?

Le Portaria n° 06/1999, dans son article 115, établit deux possibilités de destination pour l'usage des médicaments/substances sujets à un contrôle spécial. Suite de l'article transcrit du Portaria n° 06/1999 :

Art. 115 Dans le cas de l'exercice d'activités des établis, l'objet de l'instruction normative doit être suivi d'une des procédures suivantes, qui ne se réfère pas aux listes de substances et de médicaments qui sont contenues dans le Portail SVS/MS no.

§ 1° Entrega des substances et/ou médicaments auprès de l'organisme compétent de surveillance sanitaire : l'établissement élaborera un document en 2 (duas) vias qui contient des informations cadastrales sur le message, concernant les substances et/ou médicaments avec leurs quantités respectives, présentations, e Prazo de validade. La première via deverá ficar retida no orgão Órgão compovação de Sanitária et la deuxième via carimbada dévolue à l'établissement comme como comprovação de recebimento ;

§ 2° Transfert de substances et/ou de médicaments pour un autre établissement : il doit être effectué en vertu de la Nota Fiscal, de manière obligatoire pour l'Autoridade Sanitária locale de remiseente. Il ne sera pas permis de transférer la note fiscale au consommateur.

Le cas du Farmacêutico Responsável Técnico (RT) a étudié le § 1°, selon lequel les médicaments/substances du SNGPC doivent être dada comme étant perdus (motif : Apreensão / Recolhimento pela Visa) et la copie de toute la documentation deve ficar arquivada com o Responsive Legal L'entreprise, comme une copie qui doit être ficarée avec le RT pour les fins d'approvisionnement futur de la destination des médicaments/substances, est nécessaire.

Dans le cas où l'option est décrite dans le § 2°, les médicaments de la SNGPC doivent être donnés comme étant une « vende », en indiquant les informations suivantes :

• aucun nom local du commerçant ne devra être numériquement désigné par l'entreprise comme une « raison sociale » pour qu'il soit transféré ou estoque ;

• aucun document local d'identité ne doit être numérisé par l'entreprise qui reçoit le « numéro CNPJ » ;

• Aucun numéro local du CRM ne doit être numéroté 0000 et UF du propre État.

• aucun nom local du prescripteur n'écrit : Transferência para « Razão Social do Estabelecimento Receptor ».

20. Comment faire un transfert de médicaments vers la SNGPC ?

Le SNGPC permet le transfert de produits industriels et/ou d'assurances pharmaceutiques (sans cas de fermes de manipulation) entre les matrices et les filiales ou entre les filiales d'établissement d'un réseau, à partir de laquelle ces établissements ont une certaine direction du CNPJ. Ce processus doit être réalisé au milieu d'une note fiscale de transfert tant qu'il est dit, quant à l'entrée. Comme le SNGPC, la réalisation du transfert doit être informée de la manière suivante :

Logiciel d'établissement d'origine : dit le médicament comme « transfert » ; e

logiciel d'établissement de destination : entrée du médicament comme « transfert ».

L'opération de transfert doit prendre en compte toutes les informations décrites dans nos formulaires XML disponibles sans lien http://portal.anvisa.gov.br/sngpc/desenvolvedores et doit être toujours accompagnée de la note fiscale de transfert.

21. Meu estabelecimento farmacêutico deixará de comercializar medicamentos qui doivent être écrits dans le SNGPC. Comment procéder dans ce cas ?

À partir du moment où vous prenez la décision de suspendre la commercialisation de ces médicaments, la responsabilité technique (RT) devra suivre les procédures suivantes :

I) estar com as motinações de envio de arquivos XML actualizadas (inventário virtual = inventário físico);

II) imprimer l'inventaire;

III) finaliser l'inventaire, en prenant en compte le motif « encerramento d'actividades com medicamentos controlados da Portaria SVS/MS nº 344/1998 » ;

IV) dar ciência à vigilância sanitária locale ; e

V) suivre les destinations suivantes des médicaments :

a) transférer à l'extérieur de l'entreprise, conformément aux instructions de la question n° 20 de l'article Fonctionnalités du SNGPC ; ou

b) entregar à vigilância sanitária local qui dará a destination adequada.

22. Qu'est-ce que le Certificado de Escrituração Digital (CED) ?

Conformément au RDC n° 22/2014, il s'agit du « document émis par le SNGPC, après l'accréditation, qui est délivré par l'autorité sanitaire compétente, qui l'établit est apte à réaliser une écriture sanitaire ». Le CED est disponible dans le menu - Relations (côté latéral du téléphone de l'ordinateur).

23. Qu'est-ce qu'un certificat de transmission régulier (CTR) ?

Conformément au RDC n° 22/2014, il s'agit d'un « document complémentaire qui peut être sollicité par l'autorité sanitaire et les distributeurs de produits pharmaceutiques et pharmaceutiques agréés pour cette résolution, avec la finalité de vérifier la régularité de la transmission électronique des données ».

Il s'agit d'un document qui fait office d'objet informatif sur l'établissement pharmaceutique et qui est dans le cadre de l'écriture électronique du SNGPC. Ce document peut être envoyé par le Responsável Técnico (RT) sur la page SNGPC, pas de menu « relatifs ». Pour être certifié ou certifié, l'établissement pharmaceutique devra acquérir toutes les exigences listées à suivre :

1. L'inventaire confirmé a duré moins de 30 jours ;

2. Envoyé au moins quatre (4) fichiers XML validés et acceptés dans les 30 derniers jours, qui correspondent à l'envoi, au minimum, d'un fichier à chaque 7 jours ; e

3. Les données finales de la dernière période de déplacement informées, validées et acceptées doivent être mineures ou égales à 10 jours de données de génération certifiées.

Le certificat sera validé pour 30 jours. Cette période ne sera pas possible d'obtenir un nouveau certificat. Chaque CTR possède un code d'authentification qui peut être accordé sans acceptation :
http://sngpc.anvisa.gov.br/CTR/internet/ConsultarCertificadoInternet.aspx

24. O RT da minha empresa encerrou as actividades, porém não finalizou o inventário. O que devo fazer?

Si le responsable technique (RT) n'a pas finalisé l'inventaire, lorsque le responsable juridique associé au nouveau RT à la SNGPC, l'inventaire est automatiquement finalisé.

Dans la version actuelle du système SNGPC, RT aura deux options pour créer un nouvel inventaire, essayer de créer un inventaire XML, si vous souhaitez récupérer le dernier inventaire, ou créer un inventaire actualisé dans le système agricole et envoyer à SNGPC.

25. Comment identifier ce qui fait que nos cas d'instabilité du système ?

Les erreurs, décrites ci-dessous, sont dues à l'instabilité du SNGPC qui est généralement liée au grand nombre d'accès simultanés :

a) Lorsque le responsable technique (RT) numérote votre e-mail et indique l'accès à SNGPC, affiche les messages suivants : Time Out, Service Unavailable, HTTP 500, Error Oracle, Champ de courrier électronique et avis d'obligation ;

Ces messages démontrent qu'il s'agit d'une instabilité du système, ce qui signifie que l'orientation est de tenter d'accéder récemment à un autre moment.

b) Lorsque RT saisit son e-mail et demande l'accès à la SNGPC, le message « Le CPF XXXXXXXXXX n'a pas de profil pour l'accès à la SNGPC » apparaît.

Ce message signifie qu'une correction est nécessaire lors de la vérification des inventaires associés à la référence RT. Pour que cela se fasse, RT doit entrer en contact avec l'agence de renseignements du centre d'assistance.

c) Lorsque RT saisit son e-mail et demande l'accès à la SNGPC, le message apparaît : « L'accès à la SNGPC est autorisé aux entreprises du CNAE référentes aux sociétés pharmaceutiques. Nous vérifions que le CNAE de votre établissement n'est pas dans cette catégorie."

En même temps que le CNAE corretamente cadastrado esteja aparecendo ce message, trata-se de instabilidade.

26. Comment identifier ce qui fait nos cas d'incohérence ?

Lorsque RT envoie un archive sous un numéro d'enregistrement (dans le cas de médicaments industriels) ou dans un DCB (dans un cas d'assurance) et n'est pas récupéré correctement dans la base de données de l'ANVISA, cette dénomination est incohérente.

O RT doit confier la numérisation et, si nécessaire, il devra informer les visiteurs du canal d'assistance « Fale conosco » : http://portal.anvisa.gov.br/fale-conosco

En cas d'incohérence confirmée, après communication de l'ANVISA, le même document reçu devrait être renvoyé, en suivant l'orientation de l'agence.

Dans les cas où il n'est pas possible d'informer l'entrée de ces produits à un moment antérieur (en raison d'une incohérence) et qu'il existe déjà une telle procédure, la procédure qui sera adoptée dans ce cas est une écriture internationale semblable à celle de l'inscription, qui est également écrite comme de nouvelles entrées normalement dans SNGPC. Dans le cas où il est nécessaire de finaliser l'inventaire, les produits référencés doivent être informés dans un nouvel inventaire qui sera envoyé au SNGPC. Conformément à l'article 14 du RDC 22/2014, en cas d'incohérence, le RT doit :

Art. 14. Le responsable technique pharmaceutique doit notifier toute incohérence liée aux médicaments et aux assurances pharmaceutiques en raison de la fonctionnalité disponible dans l'environnement du SNGPC.

§ 1º Lorsqu'il existe des incohérences qui imprègnent ou envoient un fichier XML, les mouvements de cette incohérence doivent être écrits dans le système informatisé établi pour le contrôle et la fiscalité de l'autorité sanitaire.

§ 2º Corriger les incohérences qui empêchent l'envoi de l'archive XML, car les mouvements doivent être écrits dans SNGPC.

27. Enviei rapport qui n'a pas été compris, j'ai l'impression que beaucoup n'ont pas été trouvés. O que devo fazer?

Lorsque vous recevez un message « ... le lot (numéro de lot) du produit du numéro de registre (numeroRegistro) n'a pas été trouvé dans l'inventaire initial lors des transactions d'entrée », le responsable technique (RT) doit vérifier le numéro de lot. qui está tentando dar saída é o mesmo que consta no inventario. Nous pensons que le lot « ABC » pour le système est différent du lot « ABC », les espaces potentiellement existants avant ou après le numéro du lot sont interprétés comme des caractères du système. De cette façon, si RT note qu'il y a des espaces indépendamment, l'instruction est que l'inventaire est déjà finalisé et confirmé récemment, mais il y a une grande quantité d'événements qui doivent être modifiés dans le système pour que ce ne soit pas plus armazene les espaces, parce que les données n'existent pas. Sera modifié.

28. Posso escriturar medicamentos fracionados?

La version 2.0 du SNGPC ne prévoit pas de médicaments antimicrobiens fractionnés. L'écriture de ces médicaments (qui sont enregistrés comme fractionnés) doit être en fait faite par le système informatisé d'établissement, et ne doit pas être envoyée au SNGPC par mon archive XML.

Il est nécessaire de maintenir également l'enregistrement dans le programme interne de la ferme, les documents d'entrée (notes fiscales) et de déclaration (receitas médicales) pour les effets de fiscalisation sur place.

29. Enviei relative à des médicaments avec une classe thérapeutique errada. O que devo fazer para corrigir?

Ainsi, informer l'entrée de chaque médicament dans l'inventaire et, par conséquent, lors de la génération de l'archive XML, le type de médicament, antimicrobien ou tout objet soumis à un contrôle spécial (Portaria SVS/MS nº 344/1998), doit être défini. Des informations incorrectes sur la classe thérapeutique peuvent poser des problèmes lors de la validation des fichiers XML envoyés ultérieurement, comme la validation des données de validation des reçus qui sont différenciées par les groupes de médicaments référencés antérieurement. Bien sûr, si un médicament contrôlé est informé (à l'entrée) de l'envoi d'un antimicrobien, ses données après 10 jours de prescription ne seront pas prises en compte par le système.

Le message indique une erreur possible dans les informations de classe thérapeutique :

MÉDICAMENT - ENTRÉE : Il n'est pas possible d'insérer une classe thérapeutique distincte pour le médicament (1.1111.1111.111-1 - BBBBBBBB).

La procédure à suivre lorsque la numérisation d'une classe thérapeutique est incorrecte est la finalisation de l'inventaire pour l'ajuster. Le responsable technique (RT) doit également demander au support technique de votre système informatisé de vérifier la configuration du responsable de la classe thérapeutique informée, conformément au responsable publié sans lien mentionné ci-dessous.

Chapitre 6
VigiMed
Marcello Henrique Araujo Da Silva
Gabriel Labre do Nascimento

Le système VigiMed est le système disponible auprès de l'Anvisa pour les villes, les professionnels de la santé, les détenteurs du registre des médicaments et les patrons des étudiants en relation avec les soupçons d'événements indésirables liés aux médicaments et aux vaccins.

Au Brésil, en décembre 2018, pour recevoir des notifications d'événements indésirables liés aux médicaments et aux vaccins. Initialement, le module ville et professionnel de santé (eReporting) et le module VISAS et services de santé (VigiFlow) étaient disponibles. Depuis fin 2020, le module Empresa (eReporting Industry) est disponible.

Les entreprises VigiMed possèdent une structure compatible avec le padrão harmonisé internationalement dans la Guia E2B do ICH, en utilisant des dictionnaires pour la protection thermique, comme le MedDRA (Dictionnaire médical pour les activités réglementaires - Dicionário Médico para Atividades Regulatórias) et le RUG (Dicionário de Medicamentos da OMS), Outre l'inclusion d'informations supplémentaires en annexe, il s'agit d'une plate-forme qui n'est pas réservée aux utilisateurs.

L'envoi de données par les entreprises de VigiMed alimente la base de données de VigiMed qui est intégrée à la base mondiale de données de la pharmacovigilance de l'OMS (Vigibase) ou qui sert aux auxiliaires de surveillance de la sécurité des médicaments utilisés au Brésil pour permettre l'utilisation des plates-formes. détection de données qualitatives et quantitatives, devant les données nationales et mondiales.

Les entreprises VigiMed disposent des deux interfaces qui peuvent être utilisées selon les critères de l'entreprise : une pour entrer dans le manuel des notifications dans le formulaire suivant le formulaire ICH E2B et également pour l'importation d'archives XML E2B. Par la suite, les Détenteurs du Registre des Médicaments peuvent notifier à l'Anvisa les cas d'événements indésirables graves, les espérés et les passagers qui utilisent leurs médicaments et vaccins, conformément à la Résolution de la Diretoria Colegiada - RDC nº 406/2020.

Au Brésil, avec la publication de la résolution de la direction collégiale de l'agence nationale de surveillance sanitaire (Anvisa) RDC n° 36, du 25 juillet 2013, a été déterminée la création des noyaux de sécurité des patients (NSP) qui sont de santé. Parmi les compétences du NSP, il y a l'analyse des données sur les incidents liés à la prise en charge du service, ainsi que votre notification au Système National de Vigilance Sanitaire (SNVS). Définissez-se incident comme « un événement ou une circonstance qui peut en résulter, ou résulter, en ce qui est nécessaire à la santé », envoyer « un événement défavorable » à celui qui a causé un certain dommage.

Que pouvez-vous utiliser les entreprises VigiMed ?

- ➢ Détenteurs du Registre des Médicaments – DRM ;
- ➢ Patrocinadores de Ensaios Clínicos.

Pour solliciter l'accès à VigiMed Empresas, il est nécessaire de répondre au Formulaire de l'Edital de Chamamento n° 13/2020. Lors de la mise à jour des données de l'entreprise et des utilisateurs, ainsi que de la modification de la responsabilité de la pharmacie et de son substitut, vous devrez également solliciter votre information lors de l'envoi du nouveau formulaire d'Edital. L'autorisation de modification du système VigiMed sera informée dans les 15 jours par e-mail. Après cela, si vous ne recevez pas de communication, entrez en contact par e-mail vigimed@anvisa.gov.br.

Devem sera notificados, todos os de eventos adversos, conformed elabelecido na RDC n° 406/2020 (Art. 30):

Art. 30. Les Detentores de Registro de Medicamento doivent notifier, par le biais du système électronique de notification disponible auprès de l'Anvisa, tous les événements indésirables graves (espérés et indésirables), liés à la forme spontanée ou sollicitée, effectués sur le territoire national, au maximum de 15 (quinze ans).) jours fériés, contenant les données de réception des informations relatives à l'événement.

§ 1° Les cas d'inefficacité thérapeutique qui représentent un risque pour la vie, après une avaliação du propre Détenteur du Registro de Medicamento, comme tous les personnes liées aux vaccins et aux contraceptifs, doivent être notifiés sans être établis dans le caput de cet article.

§ 2° Les données complémentaires référentes à l'évolution des cas dans lesquels cet article doit être notifié par le système électronique de notification disponible par Anvisa, dans la forme définie sans caput cet article.

§ 3° Devem-se buscar informações adicionais adicionais sur les notifications qui nécessitent un suivi, en priorité pour les tombes et les inespérés, en suivant les tombes et les attendus et, par exemple, les non-graves et les inespérés.

§ 4° Ne pas fournir les informations relatives aux notifications selon lesquelles cet article ne doit pas être envoyé ultérieurement à l'autorité sanitaire compétente.

§ 5° Le Détenteur du Registre des Médicaments doit désigner un gestionnaire du système électronique de notification disponible auprès de l'Anvisa, responsable de la gestion des personnes ayant accès.

Quando attendendo aos critérios anteriores, as Notificações de Segurança de Casos Individuais como disposto no Art. 29, il y a également des cas éligibles à la soumission des entreprises VigiMed. Je vois abaixo :

Art. 29. Les banques de données de la pharmacie des détenteurs du registre des médicaments doivent être enregistrées comme informations de sécurité des cas individuels, même si elles n'ont pas été confirmées, relatives à :

Suspicion de réactions indésirables aux médicaments ;

I - Suspeita de reações adversas a medicamentos ;

II - Inefficacité thérapeutique, totale ou partielle ;

III - Interactions médicamenteuses ;

IV - Superdose de médicaments ;

V - Abus de médicaments ;

VI - Erreurs médicamenteuses ;

VII - Utilisation hors AMM du médicament ;

VIII - Exposition à un médicament pendant la grossesse/lactação ;

IX - Événements défavorables en raison de la qualité ; e

X - Autres situations qui peuvent devenir un objet de la pharmacie.

Athenção! Les Cas **NÃO GRAVES** doivent être enregistrés pour le traitement dans le Relatório Periódicos de Avaliação Benefício-Risco (Art. 31).

Art. 31. Comme demais notificações não contempladas no art. 30 devraient être envisagés dans le rapport périodique d'évaluation bénéfique-risque, y compris certains cas de littérature.

Avant que le système VigiMed soit entièrement mis en œuvre, nous utilisons le système NOTIVISA (Figure 2).

Figure 2 – Image d'entrée dans le système NOTIVISA.

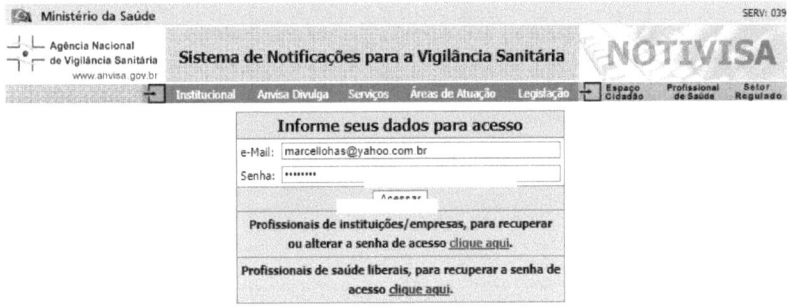

La NOTIVISA est l'un des principaux systèmes de notification (Figure 3) :

- Effets indésirables des médicaments ;
- Pesquisa clinica;
- Artigo médico-hospitalier (implants orthopédiques et extérieurs) ;
- Kit de réactifs de diagnostic *in vitro;*
- Produits cosmétiques, produits d'hygiène personnelle ou parfums;
- Utilisation de sang ou de composants ;
- Sanantes;
- Agrotoxicité.

Plusieurs éléments cités sont clairement mis à jour pour que les notifications soient envoyées directement au système VigiMed. Un grand exemple est la notification des effets indésirables des médicaments sur tout le territoire national (Figure 3).

Figure 3 – Tela initial do sistema do NOTIVISA.

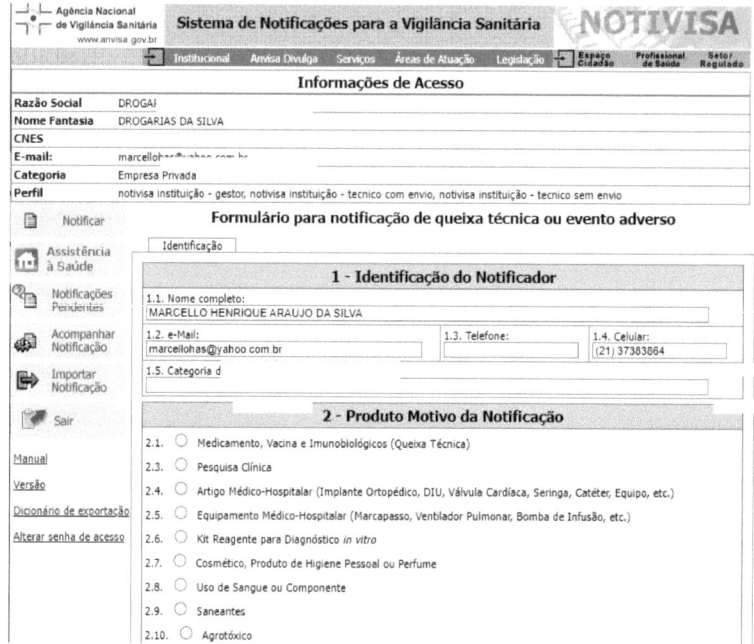

Le système VigiMed est divisé en deux blocs : notification des effets ou des événements indésirables et compilation des données des effets indésirables. Actuellement, le client peut notifier un incident dans le système, comme l'industrie pharmaceutique et les professionnels du secteur de la santé (Figure 4). Tout effet indésirable peut être fait sur le site Web du gouvernement fédéral (https://primaryreporting.who-umc.org/BR).

Les données notifiées sont analysées ultérieurement avec diverses méthodes de conduite différentes pour l'équipe de l'ANVISA et le résultat est publié sur la plateforme VigiMed. Quant aux analyses des données, elles démontrent une forme pratique permettant d'analyser les effets indésirables ou les événements indésirables causés par un médicament. Par exemple, nous vous enverrons des notifications d'utilisation de Loratadina (anti-histaminique) selon les chiffres 5, 6 et 7.

Figure 4 – Page initiale de notification des événements indésirables causés par les médicaments et les vaccins.

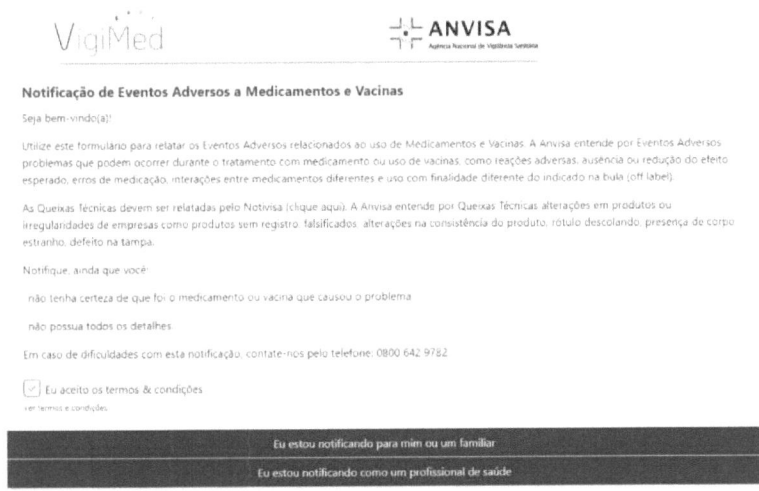

Figure 5 – Page initiale du système VigiMed

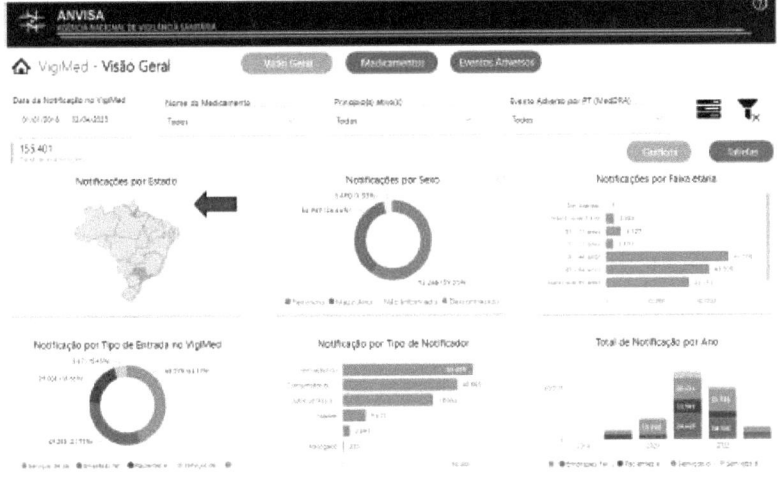

Légende : Seta bleu total des cas d'effets indésirables notifiés sur le système VigiMed.

Figure 6 – Le système VigiMed ne sélectionne pas le principe actif Loratadina.

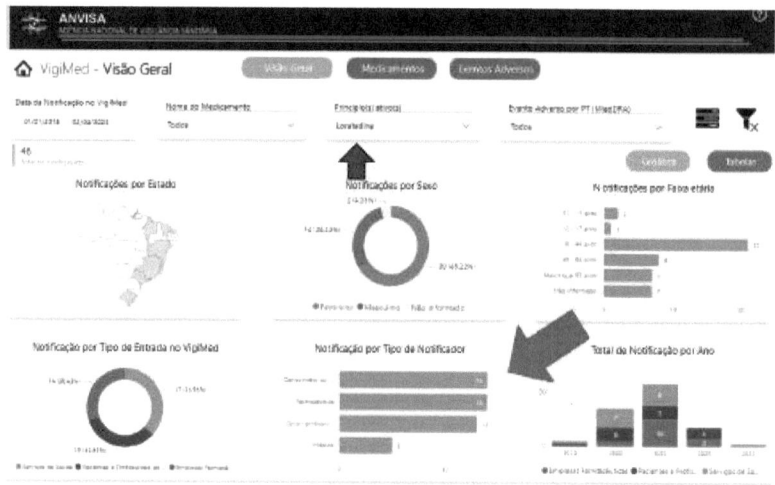

Légende : Seta azul nome do principe ativo selecionado para a pesquisa. Seta vermelha demostra quem notificou o efeito adversos.

Figure 7 – Notification du nom commercial du médicament en cas de réponse défavorable.

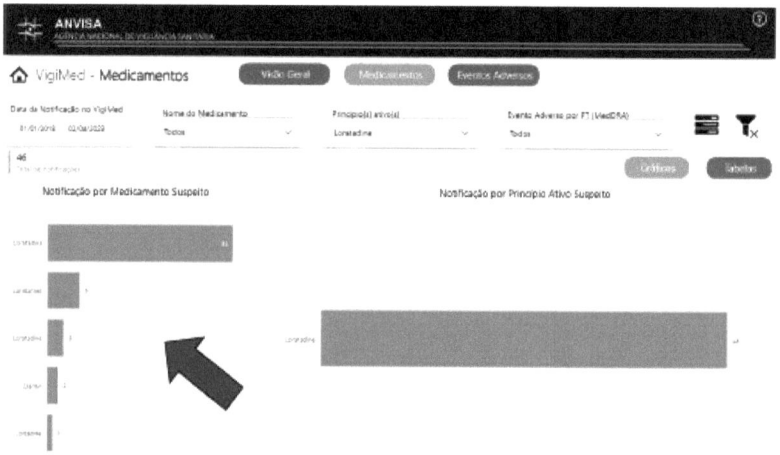

Légende : Seta azul nome dos produtos comerciais de loratadina que foram notificados no sistema do VigiMed

Chapitre 7
E-SUS
Marcello Henrique Araujo Da Silva
Gabriel Labre do Nascimento

Il existe quatre perfis d'utilisateur dans la notification e-SUS : Autocadastro, Gestor Municipal, Gestor Estadual et Gestor Federal. L'habilitation des perfis dans le système ocorre de forme hiérarchique, le profil Autocadastro est le profil d'entrée pour tout utilisateur, cet accès est automatiquement fourni après l'entrée avec l'utilisation du gov.br. D'un autre côté, les compétences du gestionnaire nécessitent l'approbation d'un autre gestionnaire du même niveau ou d'un niveau supérieur, conformément à sa zone d'activité.

De cette façon, les gestionnaires municipaux peuvent permettre à d'autres gestionnaires municipaux d'agir dans leurs municipalités respectives. De même, les gestores estaduais habilitam autres gestores estaduais que trabalham no mesmo estado de abrangência.

Non, cela se réfère aux actions possibles de chaque profil, ou l'Autocadastro possède des actions limitées en relation avec les performances des gestionnaires. Assurez-vous que le profil Autocadastro vous autorise à réaliser des notifications, à visualiser et à modifier certaines notifications que vous avez réalisées sur votre cadastre. En tant qu'éditions autorisées pour le profil Autocadastro, il y a : les données d'identification de la personne notifiée, les données cliniques et les données des résultats d'examens. Cependant, il n'est pas permis à l'utilisateur de recevoir une notification, même si celui-ci a été inséré dans le registre.

Les gestionnaires compétents des municipalités, des États et des autorités fédérales sont en contact avec des actions similaires dans le système, car la différence n'est pas l'accès aux notifications de votre territoire d'origine. Par exemple, il est permis aux gestionnaires de notifications municipales d'éditer et d'enregistrer toute notification qui a été réalisée dans votre municipalité et les notifications des particuliers résidents dans votre municipalité de mise en œuvre. D'autre part, ce profil peut permettre d'habiliter le profil du gestionnaire municipal pour d'autres utilisateurs qui travaillent dans leurs municipalités. La même logique s'applique désormais aux performances du gestionnaire.

> Flux d'approbation et de modification de profil

Avec l'accès exclusif via gov.br, le profil Autocadastro possède une approbation automatique pour la numérisation des registres. L'e-SUS vous notifie un flux pour la nomination des utilisateurs au gestionnaire de performances. D'ailleurs, chaque municipalité a son ensemble de gestionnaires municipaux qui peuvent avaliser, approuver et bloquer d'autres gestionnaires municipaux. Da mesma forma, os Gestores Estaduais avaliam, aprovam ou bloqueiam Gestores Estaduais para os seus estados.

La « Gestion des utilisateurs » est disponible sur le site principal de la notification e-SUS, ouverte aux performances des gestionnaires municipaux, étatiques et fédéraux. Il est donc possible de réaliser la gestion des utilisateurs pour les différents modules existants, car ils gèrent leur accès à ces modules. Ensuite, vous pouvez accéder à l'accès au module « Notifications covid-19 » pour visualiser et modifier les performances des utilisateurs de ce module, entre autres fonctions. Pour cela, il est nécessaire que le gestionnaire sélectionne le module spécifique que vous souhaitez gérer.

> Données d'identification du patient

Ensuite, il décrit tous les champs liés aux données d'identification de l'individu à être notifié. Dans cet espace, il y a des textes variés et des options prédéfinies, comme le plus visible. Vous rencontrerez également les camps sinalisados de preenchimento obrigatório.

- Tem CPF ? cliquez sur « Sim », si vous le pouvez, ou « Não », si vous ne le pouvez pas (campo obrigatório). Dans le cas où l'option « Non » est marquée, elle sera sollicitée ou prescrite par les champs « Estrangeiro », CNS (campo não obrigatório), pour que l'identification à être numérique doit être sur la carte nationale de Saúde, comme le nom complet de la mère. , qui surgira entre les champs « Nome Completo » et « Data de Nascimento » ;
- Estrangeiro: cliquez sur « Sim », si vous avez une autre nationalité brésilienne, ou « Non », si vous avez une nationalité brésilienne. En cas de marque sur l'option « Sim », sera sollicité ou fourni les champs « Pays d'origine » et « Passeporte », qui seront enfoncés dans le champ « Données de naissance » ;
- Professionnel de la santé : cliquez sur "Sim", si une personne est notifiée comme étant un professionnel de la santé. Cas contraire, cliquez sur « Non » (campo obrigatório) ;

- Professionnel de la sécurité : cliquez sur "Sim", si une personne est notifiée comme étant un professionnel de la sécurité. Cas contraire, cliquez sur « Non » ;
- CPF : informer le CPF de l'individu à être notifié (champ obligatoire quand le champ « Tem CPF ? » pour un « Sim »);
- CBO : informer le code/occupation de l'individu (campo obrigatório, se o individuo a ser notificado for profissional de saúde) ;
- CNS : informer le Cartão Nacional de Saúde (CNS) de l'individu à être notifié ;
- Nom complet : informer le nom complet de l'individu à être notifié (campo obrigatório) ;
- Nom complet de la mère : informer le nom complet de la mère de l'individu sem abreviações (champ obligatoire, comme le champ « Tem CPF ? » pour la même chose que « Não »);
- Données de naissance : informer les données de naissance de l'individu à être notifié (campo obrigatório) ;
- Pays d'origine : être étranger, informer le pays d'origine (campo obrigatório, se o campo « Estrangeiro » pour igual a « Sim »);
- Passeport : si vous êtes étranger, informez le passeport individuel d'être notifié (champ obligatoire, soit le champ « Estrangeiro » pour un « Sim »);
- Sexe : informer le sexe de l'individu à être notifié (campo obrigatório) ;
- Raça/Cor : informer la race/cor autodeclarada pelo indivíduo a ser notificado (campo obrigatório) ;
- Etnia : informer l'ethnie de l'individu à être notifié (campo obrigatório, se "Raça/Cor" pour igual a "Indígena") ;
- Était-il membre ou povo de comunidade/povo traditional? Informer l'individu à qui il appartient par rapport à une communauté ou à un autre particulier (champ obrigatoire) ;
- Comunidade/Povo Tradicional : informer la communauté ou le povo traditionnel de l'individu à être notifié (champ obligatoire, se "Émé membre ou povo de comunidade/povo tradicional?" pour igual un "Sim");
- CEP : informer le code d'envoi postal (CEP) du registre de la résidence de l'individu à être notifié (campo obrigatório) ;
- Logradouro : informer le type (avenue, rue, etc.) du nom complet du logradouro de la résidence de l'individu à être notifié (campo obrigatório) ;

- Numéro (ou SN pour «sem numéro»): informer le numéro du lograduro de la résidence de l'individu. Dans le cas d'ausência, preencher como SN (campo obrigatório);
- Complément : informer le complément du lograduro (exemple : bloc B, ap. 102 etc.) de la résidence de l'individu à être notifié ;
- Bairro : informer le nom du quartier de résidence de l'individu à être notifié (campo obrigatório) ;
- État de résidence : informer l'État de référence à la résidence de l'individu à être notifié (campo obrigatório) ;
- Município de résidence: informer le município référent à la résidence de l'individu à être notifié (campo obrigatório);
- Téléphone 1 : informer le téléphone portable de l'individu à être notifié (campo obrigatório) ;
- Téléphone 2 : informer le téléphone fixe du contact individuel avec la notification ;
- E-mail : informer l'utilisateur par e-mail de sa notification.

➢ Stratégie et réalisation locale du test

Ensuite, vous trouverez les descriptions des différentes parties qui font partie du bloc « Stratégie et réalisation locale du test ». La fiche complète de notification se trouve dans la figure 8.

Stratégie : informer l'option spécifique de stratégie de test pour covid-19 utilisée, entre les suivantes alternatives (champ obligatoire) :

- Diagnostic d'assistance (sintomático) : sélectionner un cas ou un individu sintomático ayant été testé pour le diagnostic d'assistance ;
- Recherchez l'Assistant : sélectionnez le cas où vous l'avez réalisé en travaillant sur l'Assistant Individuel. Lorsque vous sélectionnez « Busca ativa de assintomático », indiquez une option spécifique (champ d'obligation), entre « Monitoramento de contatos », « Investigação de surtos », « Monitoramento de viajantes com risco de VOC »1 (quarentena) ou « Outros ». Lorsque l'option sélectionnée pour un «Outros», sera obligatoirement précisée sur le motif de la recherche active de l'Assistant ;

- Triage de population spécifique : sélectionnez le cas où vous avez réalisé le triage de population spécifique. Lorsque vous sélectionnez « Triagem de population específica », indiquez une option spécifique (champ d'obligation), entre « Trabalhadores de serviços essentiels ou estratégicos », « Profisionais de saúde », « Gestantes e puérperas », « Povos e comunidades tradicionais » ou « Autres ». Lorsque l'option sélectionnée pour un « Outros » sera obligatoire, elle précisera le motif du triage de la population spécifique ;
- Local de réalisation du testament : informer le local de réalisation du testament (campo obrigatório), entre "Serviço de saúde (UBS, hospital, UPA etc.)", "Local de trabalho", "Aeroporto", "Farmácia ou drogaria", « Escola », « Domicilio ou comunidade » ou « Outros ». Lorsque l'option sélectionnée pour un «Outros», sera décrite par le local.

> Données cliniques et épidémiologiques

Après la préparation des données personnelles et liées à la stratégie et au test local, l'utilisateur devra compléter avec précision les champs de données cliniques et épidémiologiques liées à la notification, tandis que diverses personnes trouveront des informations spécifiques à suivre.

- Données de notification : informer les données du préenchimento de notification (campo obrigatório) ;
- Sintomas : marquer les symptômes liés au patient (campo obrigatório), entre "Assintomático", "Coriza", "Distúrbios olfativos", "Distúrbios gustativos", "Dor de cabeça", "Tosse", "Febre", "Dispneia", « Dor de garganta » ou « Outros ». Quand l'option sélectionnée pour un «Outros», sera affichée;
- Données du début des sintomas : informer les données du début des sintomas (campo obrigatório). Dans aucun cas d'individus assintomáticos, le camp n'est déstabilisé ;
- Conditions : indiquer les conditions liées à l'individu à être notifié, entre "Doenças respiratoires crônicas descompensadas", "Doenças cardíacas crônicas", "Diabetes", "Doenças renais crônicas em estágio avançado (graus 3, 4 ou 5)", "Immunossupressão", « Gestante », « Portador de doenças cromossômicas ou estado de fragilidade imunológica », « Puérpera (até 45 dias do parto) », « Obesidade » ou « Outros » ;

- Quand l'option sélectionnée pour un «Outros», sera affichée.

  ➢ Données sur la vaccination

Ensuite, il décrit les camps liés à la vaccination contre le covid-19. Lorsque le CPF de l'individu est informé et présente les informations de vaccination reçues à l'origine par le RNDS, les champs seront automatiquement preenchidos. Si une personne notifiée ne possède pas CPF, les champs seront automatiquement saisis comme « ignorés ».

> *"...Il s'agit donc d'ignorer automatiquement les champs qui ne sont pas saisis par la principale responsabilité en cas de sous-notification des cas de Covid-19..."*

- Recebeu vaccin covid-19? Sim, non ou ignorant;
- Doses : première, deuxième, reforço ou deuxième dose de reforço ;
- Données de la première dose : données sur lesquelles l'individu reçoit une première dose ;
- Données de la deuxième dose : données sur lesquelles l'individu reçoit une deuxième dose ;
- Données de la dose de renforcement : données sur lesquelles l'individu reçoit une dose de renforcement ;
- Données de la deuxième dose de renforcement : données sur lesquelles l'individu reçoit une deuxième dose de renforcement ;
- Laboratoire producteur de première dose : laboratoire producteur de vaccin appliqué à la première dose ;
- Laboratoire producteur de la deuxième dose : laboratoire producteur du vaccin appliqué à la deuxième dose ;
- Laboratoire producteur de doses de renforcement : laboratoire producteur de vaccins appliqués à la dose de renforcement ;
- Laboratoire producteur de la deuxième dose de renforcement : laboratoire producteur de vaccin appliqué à la deuxième dose de renforcement ;
- Lote da primeira dose: lote da vacina aplicada na primeira dose;
- Lote da deuxième dose : lote da vacina appliquée à la deuxième dose ;

- Beaucoup de dose de renforcement : beaucoup de vaccin appliqué à la dose de renforcement ;
- Lote de la deuxième dose de renforcement : lote de vaccin appliqué sur la dose de renforcement.

➢ Données sur le traitement du covid-19

Après avoir reçu des informations sur les vaccins contre le covid-19, l'utilisateur devra prendre des mesures liées au traitement pour le covid-19. Comme variáveis são apresentadas a seguir.

- Recevoir un traitement antiviral pour le covid-19 : informer le patient qui reçoit un traitement antiviral pour le covid-19 (Sim/Não/Ignorado) ;
- Quel antiviral : informer le nom de l'antiviral (Nirmatrevir/Ritonavir, Baricitinibe ou autres) utilisé par le patient. En outre, précisez quelle est la raison pour laquelle l'antiviral est utilisé ;
- Données de début de traitement : informer les données de début de traitement relatives au patient.

➢ Données sur les examens de laboratoire

Après avoir reçu des informations sur le traitement du covid-19, l'utilisateur devra étudier les champs liés aux testicules de laboratoire. Il est possible d'inclure jusqu'à 12 tests de laboratoire pour chaque notification. Comme variáveis são apresentadas a seguir:

- Type de test : informer le type de test réalisé par un individu (RT-PCR, RT-LAMP, test sorológico – IgA, IgM, IgG ou anticorps totaux, teste rapid – anticorpo IgM ou IgG, ou teste rapid antigeno) ;
- État du test : pour chaque type de test sélectionné, informer l'option réalisée sur chaque test, entre "Solicitado", "Concluído", "Coletado" ou "Não solicitado" (champ d'obligation) ;
- Données du test : pour chaque type de test sélectionné, informer les données de la collection du(des) test(s) réalisé(s) par un individu. Champ d'obligation lorsque le

champ « Estado do teste » est sélectionné comme catégories « Coletado » ou « Concluído » ;
- Résultat : informer le(s) résultat(s) du(s) test(s) réalisé(s) par un individu, entre « Non détecté/Non réactif », « Détecté/Réagent » ou « Inconclusif ou Indeterminé/Invalide », et dépend du type de teste. Campo obrigatório quando « Estado do teste » pour marcado como « Concluído » ;
- Lot : informer le numéro du lot lorsque « Type de test » pour igual un « Test rapide antigène » ;
- Fabricant : informer le nom du fabricant lorsque « Type de test » pour « Test rapide antigène » (campo obrigatório).

> ➢ Notification des effets indésirables après le vaccin

Les événements supposément attribués à la vaccination ou à l'immunisation (ESAVI) sont toute ocorrência médicale indépendante après la vaccination, il n'y a pas nécessairement de relation causale avec l'utilisation d'un vaccin ou d'immunoglobulines biologiques (immunoglobulines et maladies hétérologues). Un ESAVI peut être n'importe quel événement inattendu ou non intentionnel, c'est-à-dire un syndrome, une fabrication ou un résultat de laboratoire anormal. Les événements passifs de serem imputés aux vacances sont seulement une fraction de ceux qui se sont produits après les vacances.

Ils peuvent être inespérés ou attendus, tendant vers la nature et comme caractéristiques immunologiques, comme la connaissance et l'expérience accumulée. Entre les événements attendus, y compris ceux relativement communs, comme la fièvre, la douleur et l'œdème local, ou même les événements les plus graves, comme les convulsions fébriles, les épisodes hipotoniques-hiporresponsifs, l'anaphylaxie, etc.

Les événements inattendus ne sont pas identifiés antérieurement, comme les vacances d'utilisation récente. Il s'avère que de nombreux événements sont simplement associés à des associations temporaires et ne doivent pas être appliqués aux vaccins. Assim, quand ils sont apparus, ils ont eu besoin d'une enquête sur la santé mentale, en vue d'un diagnostic différentiel et d'un traitement possible, comme une classification adéquate de la causalité.

Le Programme national de vaccination surveille la survenue des événements ESAVI en collaboration avec l'Agence nationale de surveillance sanitaire (Anvisa). Les événements organisés comme les vaccins offerts par le Programme national de vaccination (PNI) doivent être signalés directement au programme par tout professionnel de santé qui vient à la science du cas, envoyant ces données être repassées à l'Anvisa par le PNI.

Pour le registre des informations, le formulaire de notification/enquête et l'identification des cas d'ESAVI doivent être saisis correctement. Le système d'information utilisé par le Programme national de vaccination pour le suivi des événements post-vaccination est la notification e-SUS. Tout professionnel de santé peut notifier ESAVI directement dans le système, car il existe une nécessité d'un cadastre préalable à la plateforme gov.br.

Face à un soupçon d'un ESAVI, le professionnel de la santé qui s'occupe du patient devra se rendre compte d'une première classification, deuxièmement par la gravité, dans un événement défavorable grave (EAG) ou un événement défavorable non grave (EANG) ou, enfin, une erreur d'immunisation (EI).). Dans le cas où l'événement n'est pas grave, le formulaire de notification et d'enquête est inséré et inséré dans la notification e-SUS, ce qui n'est pas nécessaire pour l'enquête, en raison des situations de « surtos » d'ESAVI.

Ainsi, ESAVI considère qu'il y a des événements cliniques pertinents comme :

- Demander une hospitalisation.
- Possa compromoter o paciente, or seja, qui occasionne un risque de mort et qui nécessite une intervention clinique immédiate pour éviter l'obito.
- Provoque un dysfonctionnement important et/ou une incapacité permanente.
- Il en résulte une anomalie congénitale.
- Occasion ou objet.

En cas de danger, ou si un événement défavorable est classé comme l'EAG, il doit être notifié et inséré dans une notification e-SUS immédiate ou dans les 24 heures (ou en même temps par téléphone, e-mail, WhatsApp). Dans les localités où Internet n'est pas encore disponible, l'EAG doit être notifié aux Coordenações Municipais de Imunização, qui ont notifié les Régionaux de Saúde, qui ont notifié les Secrétariats Estaduais de Saúde, qui, par vous-même, ont notifié le PNI/ SVS/MS.

Tout le processus décrit clairement et la méthode de notification d'un effet indésirable vous permettra de rencontrer les chiffres 8, 9, 10, 11, 12, 13, 14 et 15.

Figure 8 - Tela initial do e-Sus Notifica.

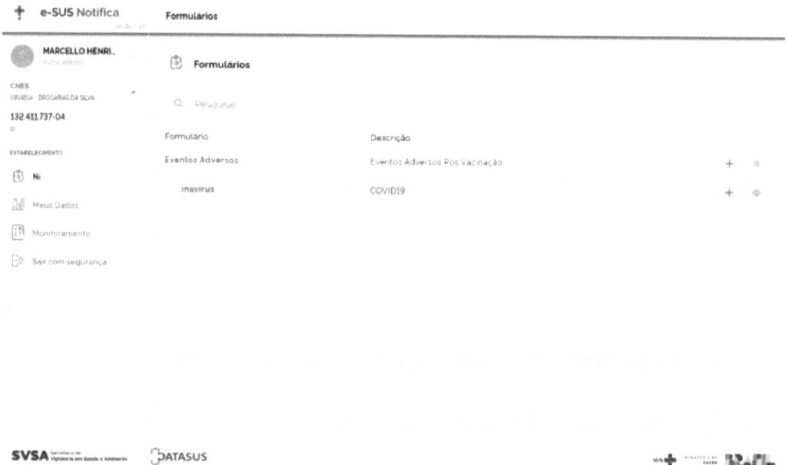

Figure 9 – Tissu de notification des effets indésirables après le vaccin.

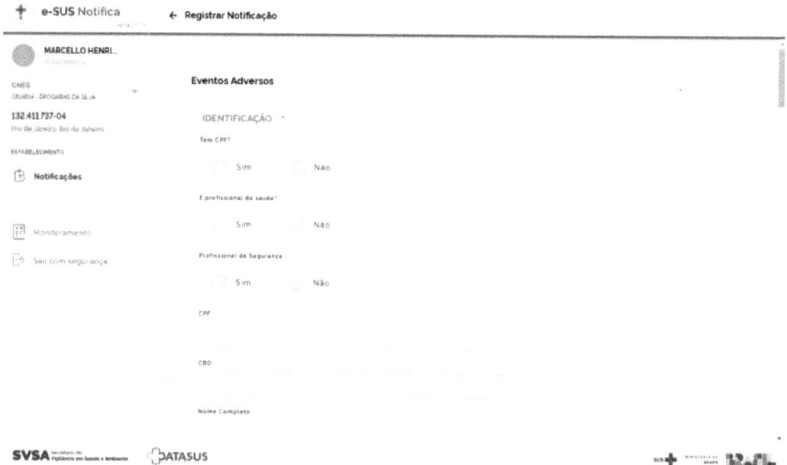

Figure 10 – Tissu de notification des effets indésirables lors du vaccin pour le sexe et la race.

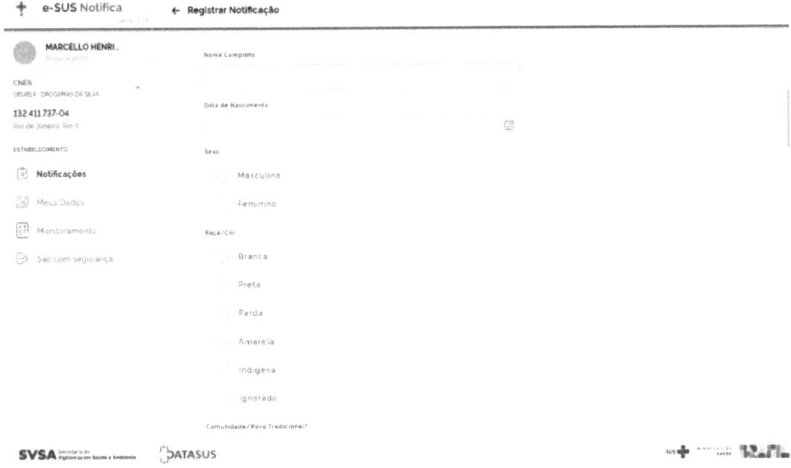

Figure 11 – Tissu de notification des effets indésirables du vaccin et du patient.

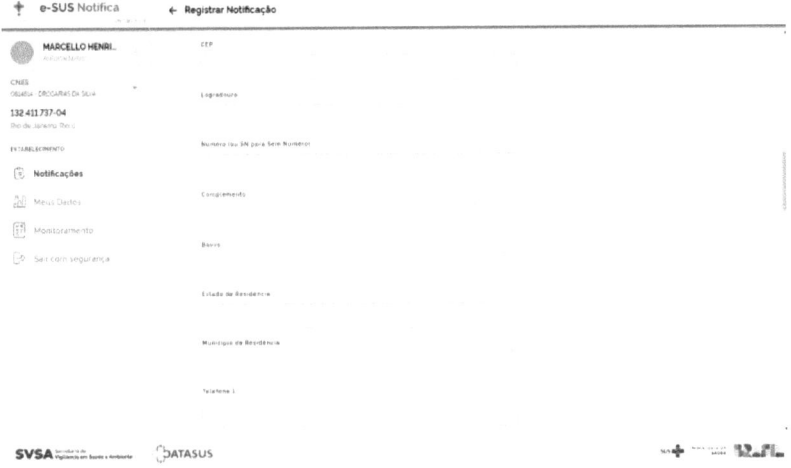

Figure 12 - Tissu de notification des effets indésirables avec les données de notification du vaccin et le type d'immunobiologie appliqué.

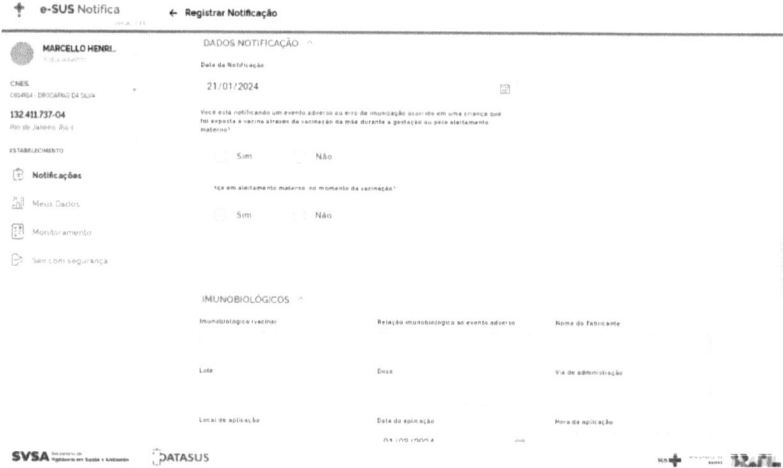

Figure 13 - Tissu de notification des effets indésirables après le vaccin et quel type d'événement indésirable.

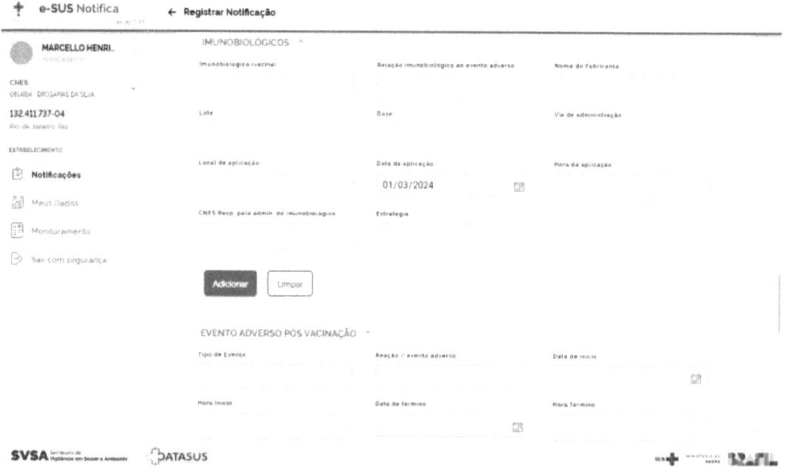

Figure 14 – Option décrite pour le professionnel de la zone de santé relative aux symptômes du patient.

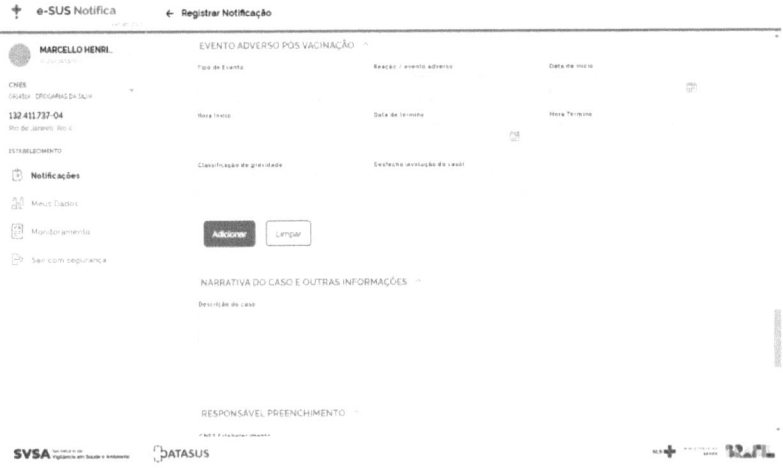

Figure 15 – Dernière notification de l'effet indésirable après le vaccin.

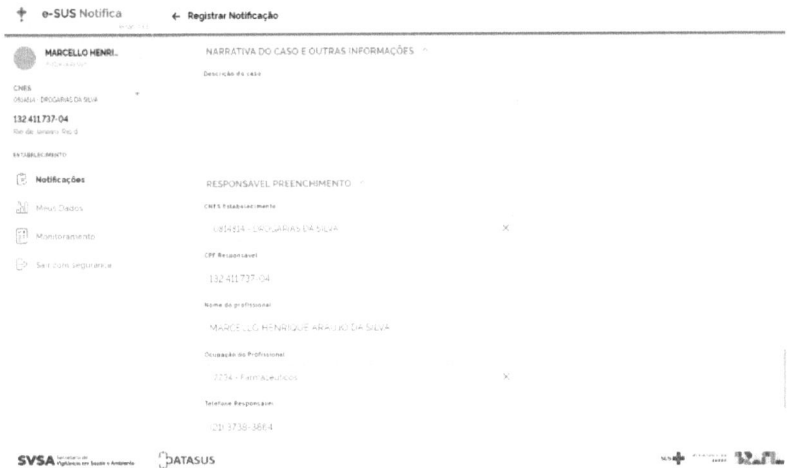

> Notifications de cas de covid-19

Lorsque le sujet est une notification des cas de Covid-19, nous avons débattu du sujet dans ce même chapitre, mais c'est une orientation rapide vers la notification.

Figure 16 – Texte initial de la notification e-SUS des cas de Covid-19

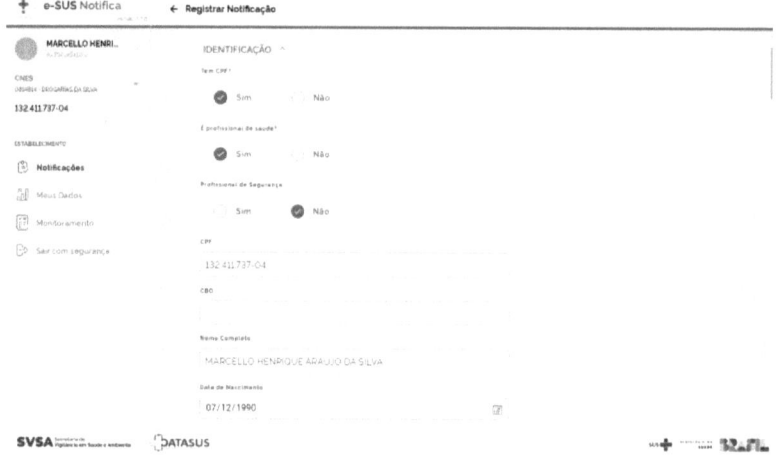

Figure 17 – Cas de Covid-19 avec options de sexe et de race.

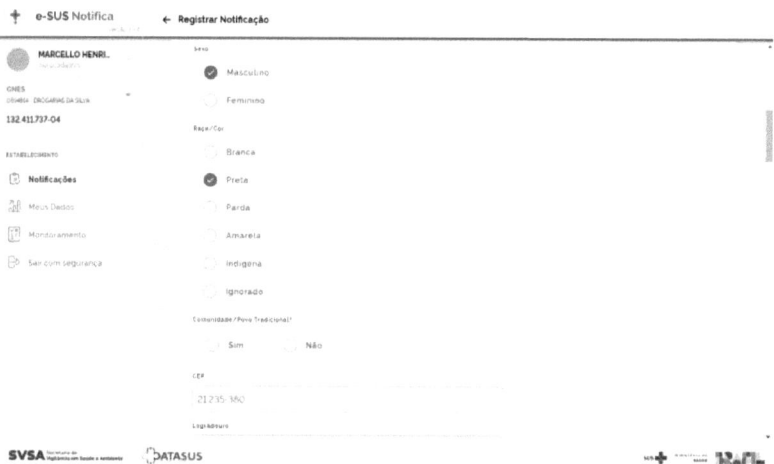

Figure 18 – Notification de résidence du patient.

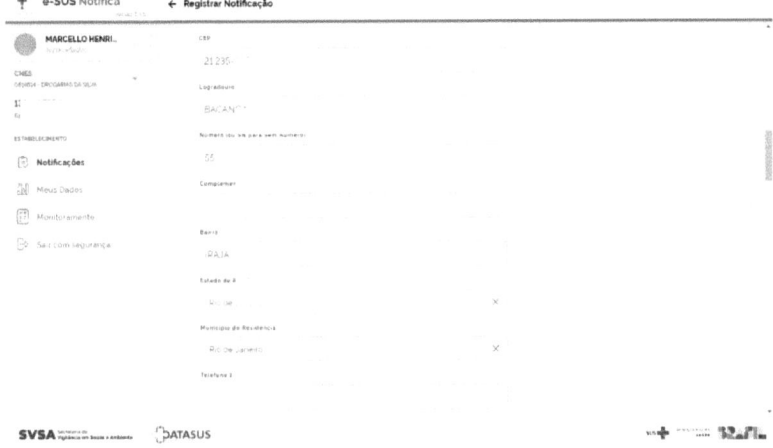

Figure 19 – L'onde locale a été réalisée sur le test.

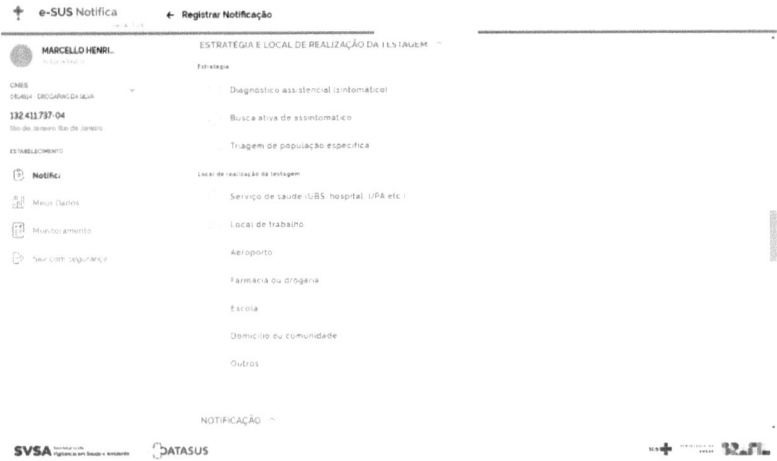

Figure 20 – Quand les symptômes lors de la notification des cas de Covid-19

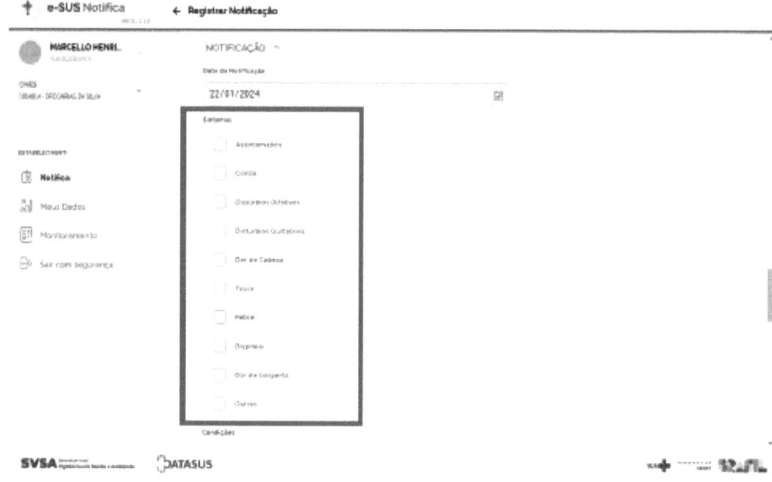

Légende : Caixa em vermelho est les types de symptômes que vous pouvez sélectionner.

Figure 21 – Le système e-SUS avec les options de comorbidités et pour le patient recevant le vaccin contre le Covid-19

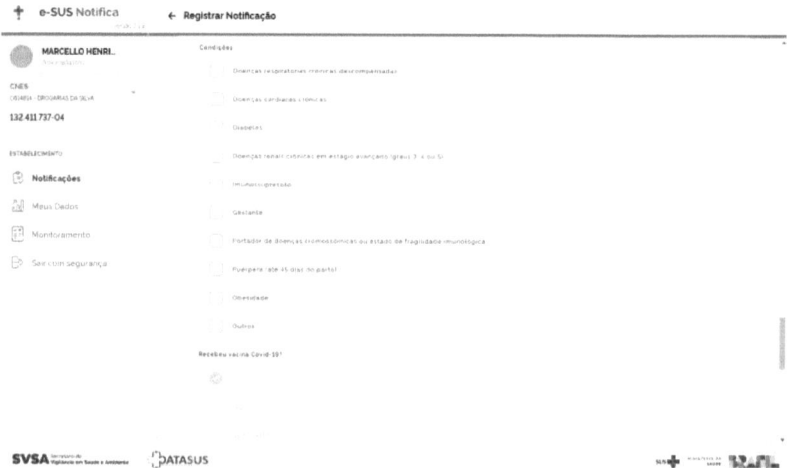

Figure 22 – Le système e-SUS suit le type de test réalisé.

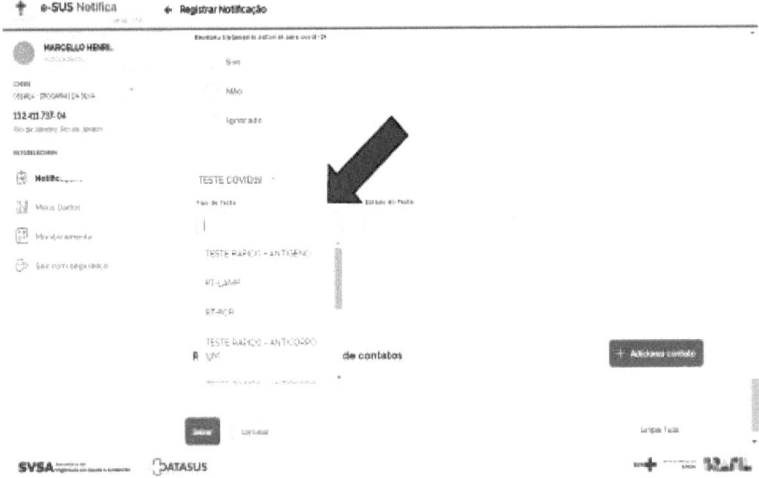

Légende : Seta em azul démontrant le type de teste.

Chapitre 8
Sous-notifications et fraudes dans le système
Marcello Henrique Araujo Da Silva

Dans le cas de la ville de Cerro Grande, dans le Rio Grande do Sul, il y a une des plus grandes fraudes dans le système de notification des ventes de psychiatres des dernières années. Foram vendidas 789,697 millions de caixas de duloxetina. Mais les données du recensement 2022 stipulent que la ville de cette ville compte 2 379 habitants, ou qu'elles achètent fondamentalement quelque 33 194 chambres chaque année.

Dans les données brutes, la caisse de duloxétine contient 30 comprimés, logo, série ou équivalent à chaque morsure de la ville de Cerro Grande qui atteint environ 995 834 comprimés de duloxétine au cours de tout l'année 2021. L'autre chose est absurde est la quantité de médicaments qui essayent de prendre des médicaments. . Il est naturel que vous fassiez attention à ce que nos notifications concernent seulement 78 registres médicaux utilisés.

Quand nous les analysons brièvement, ce numéro est comme 78 médecins prescrivent 10.124 caisses de duloxetina toute l'année. Nous sommes actuellement à l'origine d'une fraude au SNGPc où une entreprise agricole de la région vend des produits pharmaceutiques ou psychologiques à d'autres villes dans le cadre d'une vente sans reçu et est répétée par un enregistrement médical pour comprendre qu'il n'y a pas de système de vente légal.

Une autre question à laquelle il faut prêter attention concerne les erreurs de notification des cas de dengue dans TabNet. Fondamentalement, ces erreurs peuvent être prises en compte ou par des erreurs de système, comme nous l'avons fait sur d'autres plates-formes du gouvernement fédéral. Actuellement, foram registrados 939.762 cas de dengue au Brésil. Cependant, 16,6% de l'animal a été notifié d'une forme erronée, ou nous ne savons pas dans quelle région du pays le cas de dengue a été enregistré. Nous pouvons vérifier les informations sur la figure 26, où nous démontrons les erreurs de notification de la dengue.

Un scénario similaire a été décrit dans nos cas de sous-notifications de Covid-19 dans l'État de Rio de Janeiro pendant une pandémie, où environ 95 % des données ont été fausses dans les notifications du cas. Nous sommes actuellement crédités du fait que les sous-notifications ou les fraudes dans le système entraînent un préjudice au développement de la politique publique saoudienne et à l'absence d'emploi dans l'ornement fédéral, municipal et municipal.

Figure 23 – Vente de cloridrato de Duloxetina enregistrée sur la base de données de l'ANVISA cette année 2021.

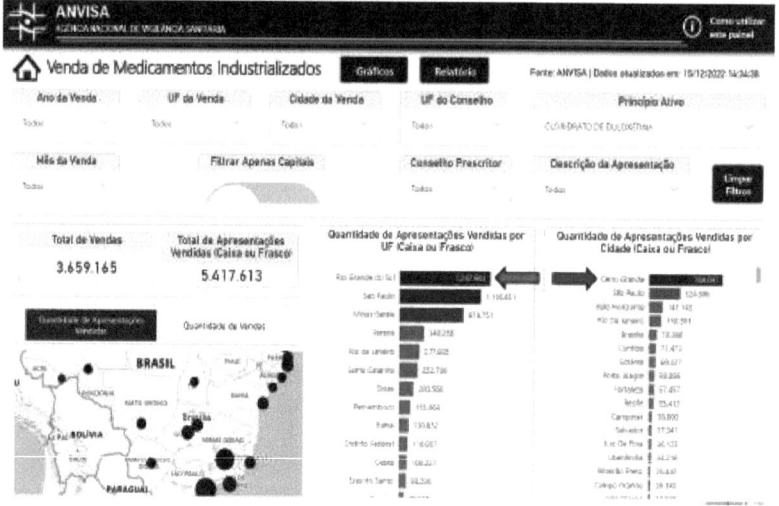

Légende : Seta em vermelho o Estado da federação que plus vendeu et seta em azul o município que more vendeu duloxetina.

Figure 24 – Nombre de prescripteurs(a) enregistrés dans la base de données de l'ANVISA jusqu'à l'année 2021.

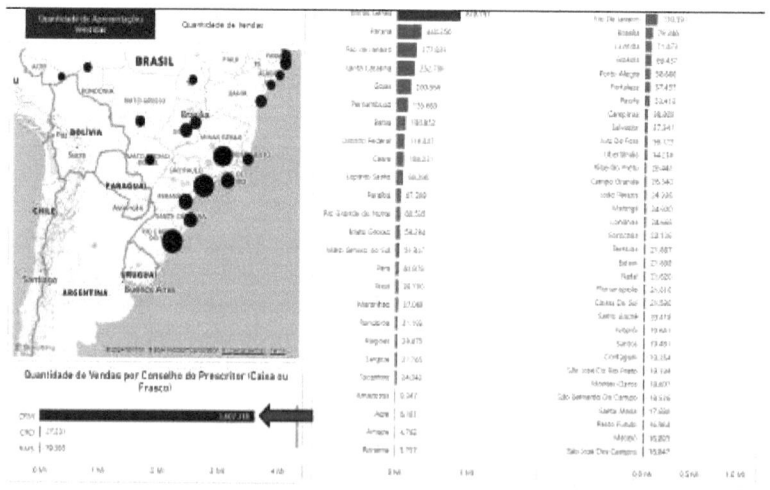

Légende : Définir en bleu la quantité prescrite par le conseil de classe.

Figure 25 – Numéros de prescription de Duloxetina enregistrés dans la base de données de l'ANVISA jusqu'à l'année 2021 dans la ville de Cerro Grande.

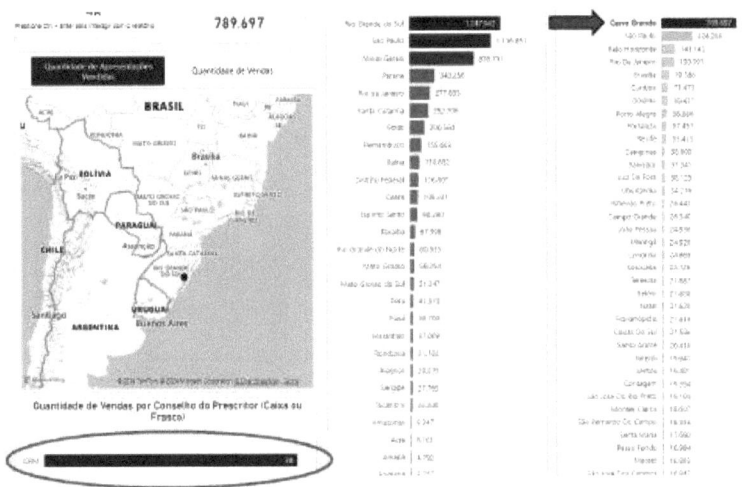

Légende : Le cercle dans lequel est indiqué la quantité prescrite de duloxetina.

Figure 26 – Erreurs de notification de nos cas de dengue au cours de l'année 2024.

Casos Prováveis por Raça segundo Região/UF de notificação
Período: 2024

Região/UF de notificação	Ign/Branco	Branca	Preta	Amarela	Parda	Indígena	Total
TOTAL	156.700	330.392	54.565	9.923	385.923	2.259	939.762
Região Norte	1.458	1.719	697	423	18.344	373	22.914
.. Rondônia	[illegible]	366	56	34	928	6	1.496
.. Acre	875	266	188	178	5.042	29	6.498
.. Amazonas	101	366	126	94	6.818	278	7.776
.. Roraima	11	27	2	-	149	9	198
.. Pará	187	360	190	54	2.821	16	3.588
.. Amapá	152	95	87	51	1.132	38	1.555
.. Tocantins	28	279	118	52	1.262	7	1.804
Região Nordeste	6.819	3.455	1.599	276	19.672	103	31.926
.. Maranhão	4	125	54	10	740	4	938
.. Piauí	151	96	46	19	865	9	1.116
.. Ceará	113	230	62	11	1.886	2	3.306
.. Rio Grande do Norte	1.132	271	56	9	603	12	2.073
.. Paraíba	258	239	34	16	1.814	5	1.536

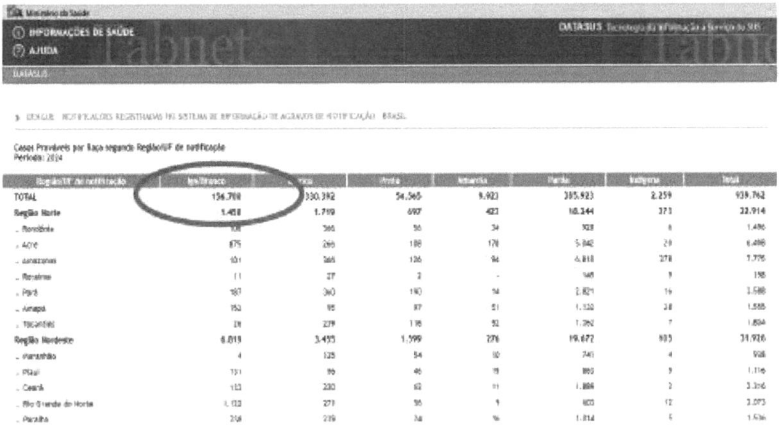

Légende : Un cercle dans lequel est démontré le nombre de cas ignorants de la dengue au Brésil.

Références bibliographiques

Christiane Santiago Maia, Daniel Roberto Coradi de Freitas, Luciana Guerra Gallo, Wildo Navegantes de Araújo. Registre des événements indésirables liés aux soins de santé ayant entraîné des décès au Brésil, 2014-2016. Épidémiol. Servir. Saúde, Brasilia, 27(2):e2017320, 2018.

Jamile Rocha de Oliveira; Rosa Malena Fagundes Xavier; Aníbal de Freitas Santos Junior. Événements indésirables notifiés sur le système brésilien de notification de surveillance de la santé (NOTIVISA) : Brésil, étude descriptive, 2006-2011. Épidémiol. Servir. Saúde v.22 n.4 Brasilia dez. 2013

LAGUARDIA, Josué et al. Système d'information sur les maladies à déclaration obligatoire (Sinan) : défis liés au développement d'un système national d'information sanitaire. Épidémiol. Servir. Saúde, Brésil, c. 13, non. 3, p. 135-146, ensemble. 2004. http://dx.doi.org/10.5123/S1679-49742004000300002 .

Vente de médicaments industriels et manipulés par l'ANVISA https://app.powerbi.com/view?r=eyJrIjoiZjg0ZmFkYjItZmNmOC00M2M1LWI2YjQt MzU4OGMzNjA2NzcwIiwidCI6Iml2N2FmMjNmLWMzZjMtNGQzNS04MGM3LWI 3 MDg1Zj VlZGQ4MSJ9

Tabnet https://datasus.saude.gov.br/informacoes-de-saude-tabnet/

Censo 2022 https://censo2022.ibge.gov.br/panorama/

Da Silva, MHA et Procópio, IM (2020). La fragilité du système sain du Brésil et la vulnérabilité sociale liée au COVID-19. Revista Brasileira Em Promoção Da Saúde, 33. https://doi.org/10.5020/18061230.2020.10724

Da Silva, MHA ; Souza, JA Vulnérabilité des patients avec hyperplasie prostatique traitée avec dutasterida et finasterida. Tour. Bioet. vol.29 no.2 Brasília Abr./Jun. 2021. https://doi.org/10.1590/1983-80422021292477

Da Silva, MHA (2023). Les erreurs de notification et les sous-notifications des cas de Covid-19 : révision intégrée. Revista Sabre numérique, 16(3), e20231605. https://doi.org/10.24859/SaberDigital.2023v16n3.1464

Notivisa https://notivisa.anvisa.gov.br/frmLogin.asp

Notifications de pharmacie https://www.gov.br/anvisa/pt-br/acessoainformacao/dadosabertos/informacoes-analiticas/notificacoes-de-farmacovigilancia

Sérgio Henrique Almeida da Silva JúniorJurema Corrêa de MotaRaulino Sabino da SilvaMônica Rodrigues CamposJoyce Mendes de Andrade Schramm. Description des enregistrements en double conservés dans le Système d'information sur les maladies à déclaration obligatoire, Brésil, 2008-2009. Épidémiol. Servir. Saúde 25 (3) juillet-septembre 2016 • https://doi.org/10.5123/S1679-49742016000300005

a LEGISLAÇÃO APLICADA AO SINAN Lien : portalsinan.saude.gov.br/sinan-legislacao

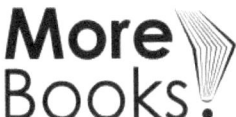
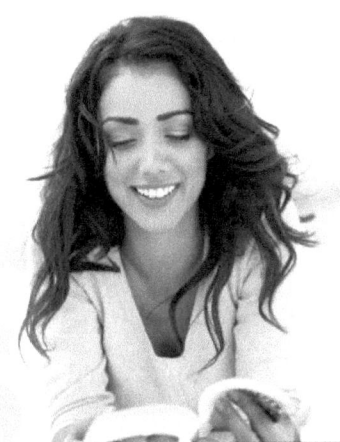

I want morebooks!

Buy your books fast and straightforward online - at one of world's fastest growing online book stores! Environmentally sound due to Print-on-Demand technologies.

Buy your books online at
www.morebooks.shop

Achetez vos livres en ligne, vite et bien, sur l'une des librairies en ligne les plus performantes au monde!
En protégeant nos ressources et notre environnement grâce à l'impression à la demande.

La librairie en ligne pour acheter plus vite
www.morebooks.shop

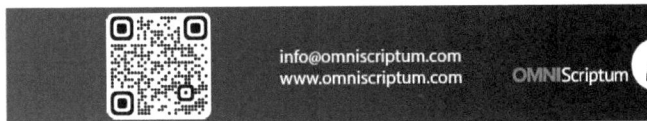

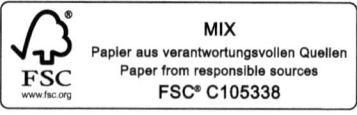

Printed by Books on Demand GmbH, Norderstedt / Germany